Hefte zur Unfallheilkunde
Beihefte zur Zeitschrift „Unfallheilkunde/
Traumatology"
Herausgegeben von J. Rehn und L. Schweiberer

147

W0261707

L.-J. Lugger

Der Wadenbeinschaft

Mit 69 Abbildungen und 10 Tabellen

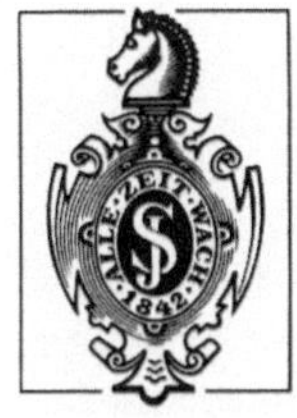

Springer-Verlag
Berlin Heidelberg New York 1981

Reihenherausgeber

Prof. Dr Jörg Rehn
Chirurgische Klinik und Poliklinik der Berufsgenossenschaftlichen Kran-
kenanstalten „Bergmannsheil", Universitätsklinik, Hunscheidtstraße 1,
D-4630 Bochum

Prof. Dr. Leonhard Schweiberer
Direktor der Abteilung für Unfallchirurgie der Chirurgischen
Universitätsklinik, D-6650 Homburg/Saar

Autor

Univ.-Doz. Dr. Lois-Jörg Lugger
Universitätsklinik für Unfallchirurgie, Anichstraße 35
A-6020 Innsbruck

CIP-Kurztitelaufnahme der Deutschen Bibliothek. *Lugger, Lois-Jörg:* Der Wadenbeinschaft / L.-J.
Lugger. – Berlin, Heidelberg, New York: Springer, 1980. (Hefte zur Unfallheilkunde; 147
ISBN-13: 978-3-540-10421-6   e-ISBN-13: 978-3-642-81552-2
DOI: 10.1007/ 978-3-642-81552-2

Das Werk ist urheberrechtlich geschützt. Die dadurch begründeten Rechte, insbesondere die der
Übersetzung, des Nachdruckes, der Entnahme von Abbildungen, der Funksendung, der Wiedergabe auf
photomechanischem oder ähnlichem Wege und der Speicherung in Datenverarbeitungsanlagen bleiben,
auch bei nur auszugsweiser Verwertung vorbehalten. Bei Vervielfältigungen für gewerbliche Zwecke ist
gemäß § 54 UrHG eine Vergütung zu zahlen, deren Höhe mit dem Verlag zu vereinbaren ist.

© by Springer-Verlag Berlin Heidelberg 1981

Die Wiedergabe von Gebrauchsnamen, Handelsnamen, Warenbezeichnungen usw. in diesem Buch
berechtigt auch ohne besondere Kennzeichnung nicht zu der Annahme, daß solche Namen im Sinne der
Warenzeichen- und Markenschutz-Gesetzgebung als frei zu betrachten wären und daher von jedermann
benutzt werden dürfen.

2124/3140-543210

Vorwort

Die unfallchirurgische Literaturwelle der letzten Jahre ist fast spurlos
am Wadenbeinschaft vorbeigegangen. Er konnte einen Dornröschen-
schlaf halten und schien zum „Übersehen" geboren zu sein.

Der Patient hingegen ist beim Anblick seines Wadenbeinschaft-
bruches, dem nicht so wie der Schienbeinfraktur eine volle anatomische
Wiederherstellung zuteil geworden ist, stets besorgt. Von der „Unwich-
tigkeit" einer verbleibenden leichten Fehlstellung oder Achsenabweichung des gebrochenen Wadenbeines ist der Verletzte dann nur schwer
zu überzeugen, da es meist am zündenden Argument fehlt und lange Er-
klärungen wie Ausreden anmuten. Sind wir also betriebsblind, oder ist
das Wadenbein im Schaftbereich für den rezenten Menschen funktionell
wirklich so unwichtig und zur Appendix des Unterschenkels geworden?

Einige Zeilen der Information und Aufklärung scheinen hier zeitgerecht.

Herr Univ.-Prof. Dr. O. Russe, Vorstand der Univ.-Klinik für Unfallchirurgie Innsbruck, hat in dankbarer Weise aus seinem reichen klinischen Erfahrungsgut zum Inhalt des praktischen Teiles dieser Abhandlung
beigetragen. Ohne Mithilfe von Prof. Dr. E. Asang, Technische Universität München, wäre die Durchführung und Auswertung der Belastungsversuche nicht möglich geworden. Prof. Dr. R. Henn, Vorstand
des Instituts für gerichtliche Medizin der Univ. Innsbruck, hat mir aus-
reichendes Versuchsgut überlassen und der Technische Überwachungs-
verein München (Direktor Dr. Dipl.-Ing. G. Wittmann) die Einrichtun-
gen seiner Materialprüfabteilung zur Verfügung gestellt. Hier waren Herr
O.-Ing. A. Nagl und Herr Ing. H. Fischer als Techniker wertvolle Mit-
arbeiter bei der praktischen Durchführung der Experimente. Die fotografische Ausgestaltung hat Herr O. Hofer mit großer Sorgfalt besorgt.

Nicht zuletzt setzt der Skitraumatologische Teil eine „Innsbrucker
Tradition" fort, die seit I.G. Knoflach, B. Breitner, W. Baumgartner,
B. Haid und H. Marberger das reichhaltige Krankengut Wintersportver-
letzter der Chirurgischen Kliniken im Auge behält, bearbeitet, zu neuen
Verletzungsformen möglichst frühzeitig Stellung bezieht und so aus me-
dizinischer Sicht am Verletzungsschutz mitarbeitet. Dieses auch anderen Orts massive Bestreben führt nun nachweislich zu einer weltweit
erkennbaren Senkung der Verletzungsanfälligkeit und ist dabei, unserem alpinen Skilauf das Prädikat des Risikosports zu nehmen.

Innsbruck, Oktober 1979

L.-J. Lugger

Inhaltsverzeichnis

1 Einleitung

„In treatment, the fibular fracture is disregarded; attention is directed entirely to the tibial fracture", („Bei der Behandlung wird das Wadenbein unbeachtet gelassen; unsere ganze Aufmerksamkeit ist auf das Schienbein zu richten") schreibt De Palma (1970) in seinem unfallchirurgischen Handbuch einleitend zum Kapitel über die konservative und operative Unterschenkelbruchbehandlung. Watson-Jones läßt den begleitenden Wadenbeinschaftbruch in seinem Handbuch über „Fractures and Joint Injuries" (1976) unbeachtet, wie auch Böhler in der letzten Auflage seines mehrbändigen Werkes „Die Technik der Knochenbruchbehandlung" (1957) in seinen ausführlichen diagnostischen und therapeutischen Überlegungen dem Wadenbein beim Unterschenkelschaftbruch keinen Platz einräumt. Er widmet dem isolierten Bruch des Wadenbeinschaftes 7 Zeilen. So wird auch in der Empfehlung zur Primärversorgung von Unfallverletzten vom *Committee on Trauma* des *American College of Surgeons* (Lick 1978) die Bedeutung des gebrochenen Wadenbeinschaftes beim Unterschenkel wie folgt beurteilt:„...Fibulaschaftfrakturen sind keine klinisch wichtigen Skeletverletzungen. Bei Schaftfrakturen beider Unterschenkelknochen richten sich alle Anstrengungen darauf, eine adäquate Reposition der Tibia zu erreichen und aufrechtzuerhalten, aus praktischen Gründen wird die Fibulafraktur gar nicht berücksichtigt...". Dem Wadenbein wird hier nur bei der Reposition einer verschobenen, isolierten Schienbeinfraktur eine unterstützende, schienende Wirkung zugesprochen. Einzig in Campbell's *Operative Orthopaedics* (Crenshaw 1971) wird auf die Möglichkeit der ausweichenden operativen Stabilisierung des Wadenbeinschaftes bei Metaphysen-Trümmerbrüchen, ungünstigen Weichteilverhältnissen oder Infekten im Bereiche der Tibiabruchzone hingewiesen, und Weber u. Čech (1973) zeigen beginnendes Interesse auch an der Versorgung der Wadenbeinschaftpseudarthrose, obwohl sie dem Wadenbeinkörper keine mechanische Rolle beimessen.

Wie muß also der Aufschrei von Vidal et al. (1975) „Le péroné cet oublié des fractures de jambe" (Der Wadenbeinbruch: eine vernachlässigte Fraktur am Unterschenkel) Aufmerksamkeit erregen, wenn der Wadenbeinbruch als „bislang übersehene Fraktur" bezeichnet und in einem *partnerschaftlichen Verhältnis zum Schienbein* gesehen wird. Vidal nimmt den Wadenbeinbruch voll in seine diagnostischen und therapeutischen Überlegungen zur Behandlung der Unterschenkelfraktur auf und mißt auch dem Wadenbeinschaft wesentliche Bedeutung bei Belastung und Stabilität bei.

Dies ist jedoch keine, den praktisch Tätigen überraschende, neue Wertschätzung des Wadenbeinschaftes, denn die Bedeutung seiner proximalen und distalen, gelenkbeteiligenden und syndesmosetragenden Abschnitte waren längst unbestritten. Die Veröffentlichungen von Vidal et al. bestätigen außerdem, druch mehrfache Belastungsversuche und Funktionsprüfungen in den letzten Jahren nachgewiesen, eine seit langem gehegte Vermutung (Ingersoll 1971, Kölbel u. Lange 1973): auch der Wadenbeinschaft, der kleinste Röhrenknochen des Körpers, ist nicht nur ein Muskelansatzgebilde, sondern wird bei der Benutzung des Beines ständig auf Zug, Biegung, Torsion und auch auf Druck hin belastet.

Es stellt sich so die Aufgabe, den Wadenbeinkörper als Bauteil des knöchernen Unterschenkelschaftes in seiner Entwicklung, auch Fehlentwicklung, seiner vollen Leistungsfähigkeit und mit seinen Aufgaben vorzustellen, im weiteren auf eine neue Frakturform, den isolierten Wadenbeinschaftschuhrandbruch, näher hinzuweisen und die Belastbarkeit des Wadenbeines von lateral her an Hand quasistatischer und dynamischer Biegebelastungsversuche aufzuzeigen. Des weiteren gilt es, den Wadenbeinbruch in isolierter und begleitender Form in seiner diagnostischen und therapeutischen Wertigkeit näher auszuleuchten sowie die im Wadenbeinschaft schlummernden therapeutischen Möglichkeiten zu erläutern.

Es ist nicht beabsichtigt, nur ein Plädoyer für das Wadenbein zu halten, sondern es wohlbegründet stärker in das Bewußtsein des Unfallchirurgen zu rücken, aufzuzeigen, welche Möglichkeiten in ihm stecken, und welche *strategische Bedeutung* das Wadenbein erlangen kann, wenn es nicht „pflichtbewußt vergessen" wird.

2 Anatomie

2.1 Vergleichende Anatomie

Sowohl das knöcherne Skelet als auch der Muskelmantel der Tetrapodengliedmaßen lassen sich entwicklungsgeschichtlich aus den Flossen der *Crossopterygier*, der verbreitetsten, bis in das Paläozoikum lebenden Knochenfischart ableiten (Bütschli 1921, Romer 1971).

Die freien Vorder- und Hintergliedmaßen entwickeln sich in drei Hauptabschnitten, in deren zweitem Segment (*Zeugopodium*) ein Knochenpaar angelegt ist, das an der Hintergliedmaße vorne und medial gelegen zum Schienbein, hinten zum Wadenbein wird. Daran schließt sich das dritte Segment mit dem Fuß (*Autopodium*) an.

Dieser Bauplan findet sich erstmals bei den primitiven Reptilien aus dem Perm, wie etwa beim *Ophiacodon*, bei dem das Wadenbein gering stärker als das Schienbein ausgeprägt ist und Hauptkontakt zum Femur und zu den Tarsalia hält (Abb. 1a).

Das Wadenbein ändert nun in der auseinanderstrebenden Vertebratenentwicklung seine Stärke, die Form sowie den Kontakt zum Schienbein und sein Gelenkverhalten. Es verliert bis auf wenige Ausnahmen seine Supinationsfähigkeit (Krüger 1958).

In der Klasse der *Amphibien* (Abb. 1b) ist das Schienbein bereits stärker als das Wadenbein geworden und artikuliert nun auch mit den Fußwurzelknochen. In einer Nebenentwicklung der hinteren Extremität zu einem Sprungorgan bei Frosch und Kröte (Anuren) sind Schien- und Wadenbein vollständig miteinander verwachsen.

Bei fortschreitender Veränderung von Anzahl und Aussehen der gelenkbeteiligten Fußwurzelknochen bei den *Reptilien* artikulieren nun der tibiale und der fibulare Epicondylus des sich nach distal verbreiternden Femurs größtenteils mit dem Schienbein und dieses mit dem Os tritibiale bzw. dem Astragalus des Fußes. So ist das Wadenbein

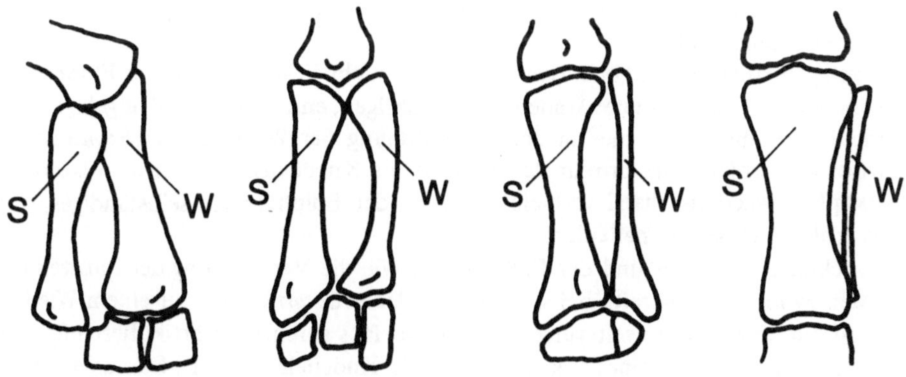

Abb. 1a-d. Beziehung des Wadenbeines (*W*) zum Schienbein (*S*), zum Femur und zur Fußwurzel. a Ophiacodon aus dem Perm, b Salamander (Amphibien), c Schildkröte (Reptilien), d Rhinoceros (unpaarzehige Huftiere)

etwa bei der Schildkröte (Abb. 1c) mit dem Femur nurmehr randständig gelenkverbunden. Es wird schwächer und artikuliert kleinflächig mit dem Os fibulare des Tarsus, das sich durch Drehung des Fußes nach vorne zum Calcaneus entwickelt.

In der Klasse der Vögel (*Aves*) verkümmert das Wadenbein in seinem distalen Anteil im Rahmen der gesteigerten Entwicklung des Fußskelets. Es hält proximal noch mit dem Epicondylus lateralis des Femurs Kontakt.

Bei den *Monotremata*, etwa beim rezenten Schnabeltier und den *Marsupialia*, den Beuteltieren, primitiven Formen der *Mammalia* (Säugetiere), ist das Wadenbein in seiner Kontinuität wiederum voll erhalten, kann, ähnlich dem Olecranon, vom Capitulum fibulae aus einen hakenförmigen Knochenfortsatz nach proximal hin bilden (Peronecranon) und ermöglicht eine Drehbewegung zwischen Schien- und Wadenbein. Zum Teil hat das Capitulum fibulae immer noch Gelenkkontakt zum Femur.

Ein weiteres Verkümmern des Wadenbeines und oft ein zusätzliches festes Verwachsen mit dem Schienbein distal oder vereinzelt proximal zeigt die Ordnung der *Insectivora*. Ein beidseitiges Verwachsen sieht man bei den *Edentata*, wobei das Faultier mit einem knöchernen Zapfen vom Außenknöchel her die Verbindung zwischen Schien- und Wadenbein in hängender Lage aktiv sperren kann.

Bei den Nagern (*Rodentia*) und den hasenartigen Tieren (*Lagomorpha*) nimmt das Wadenbein wiederum vereinzelt an Schaftstärke zu und verwächst mit dem Schienbein am distalen Knochenende.

In der Gruppe der unpaarzehigen Huftiere (*Perissodactyla*), etwa beim Rhinoceros (Abb. 1d), ist das Wadenbein wiederum schlank und durchgehend ausgebildet. Beim Pferd fehlt es im distalen Drittel. Es ist in seiner Gestalt dem menschlichen Wadenbein insgesamt bereits ähnlich und findet proximal nur mehr zum Schienbein hin Kontakt. Dies gilt auch für das schlanke, seitlich liegende, gut ausgebildete Wadenbein der Raubtiere (*Carnivora*), das distal mit einem Malleolus lateralis zu einem Fersengelenk Kontakt hält und bereits, etwa wie beim Hund (*Canis familiaris*), auch im distalen Anteil ein ausgeprägtes Spatium interosseum zeigt. Eine Ausnahme bilden die marinen Carnivoren (*Pinnipedia*), etwa der Seehund, bei denen sich das starke und schwungvolle Wadenbein an der proximalen und distalen Gelenkbildung beteiligt.

Die paarzehigen Huftiere (*Artiodactyla*) zeigen nur mehr in der Familie der Flußpferde und Schweine ein voll ausgebildetes Wadenbein, im übrigen, embryonal wohl angelegt, eine weitgehende Rückbildung, wie dies in der Unterordnung der Wiederkäuer (*Ruminantia*) deutlich wird. Es verbleibt die proximale Epiphyse als Knochensporn mit dem lateralen Schienbeinkopf verwachsen, distal verbleibt als Rest der Epiphyse ein selbständiges, mit dem Tarsus artikulierendes Os malleolare.

Die Entwicklung des Fußes und der Fußwurzel sowie die Veränderung der Fußstellung haben bei den *Primaten* — bereits bei den Altweltaffen (*Catarrhini*) — zu einem Wiedererstarken und zur Funktionserweiterung des Wadenbeines geführt. Es artikuliert nun mit der Lateralfläche des Sprungbeines und formt so die Knöchelgabel mit. Daraus entsteht jenes *Tibio-Fibularsystem*, das Grunewald (1916) in Aussehen und Funktion als *Gewölbe* bezeichnet, und das für den knöchernen Unterschenkel der *Anthropoiden* charakteristisch wird. Steht der fibulare Gewölbeanteil beim Orang-Utan noch in der Frontalebene des Schienbeines, so rückt er bei zunehmender sagittaler Belastung des Unterschenkels durch den aufrechten Gang beim Gorilla nach dorso-lateral und erreicht damit jene Lage, die er in der Familie der *Hominiden* einnimmt.

2.2 Anatomie des menschlichen Wadenbeines

Das Wadenbein erscheint während der pränatalen Zeit im Vergleich zum Schienbein wesentlich stärker und größer als dies der postnatalen Relation entsprechen wird.

Am Anfang der 7. Embryonalwoche bildet sich, wie bei allen anderen langen Röhrenknochen, die erste Knochenmanschette im Diaphysenbereich. Knochenkerne im Malleolus und Caput fibulae entwickeln sich endochondral im 2. bzw. 4. Lebensjahr (Platzer 1979).

Es entsteht so jenes schlanke Wadenbein des Erwachsenen, das sich bogenförmig außen an das stämmige Schienbein schmiegt. Es verdickt sich im proximalen Anteil zum Caput fibulae, im distalen Anteil zum Malleolus lateralis. Dazwischen liegt das *Corpus fibulae*, das, in seinem mittleren Schaftanteil dreieckig, im distalen Drittel vierkantig, von der anhaftenden Muskulatur individuell sehr mannigfach geprägt wird. Der Margo anterior, die Cristae medialis, lateralis und posterior begrenzen die Facies medialis, lateralis und posterior, wobei die Vorderseite, die sich ab der Mitte nach proximal hin abrunden kann, Ansätze des M. extensor digitorum longus, M. extensor hallucis longus, M. peronaeus brevis trägt, die Außenseite zum Ansatz des M. peronaeus longus, des M. peronaeus brevis und die Rückseite zum Ansatz des M. tibialis posterior, M. flexor hallucis longus und in der proximalen Hälfte des M. soleus dient. An der vierten Kante, dem Margo interosseus, haftet die Membrana interossea. Das Septum intermusculare anterius setzt am Margo anterior an.

Durch ein Foramen nutricium dringt an der proximalen mittleren Drittelgrenze der Facies posterior ein Ast der *Arteria peronaea* als haupternährendes Gefäß in den Markraum ein.

Das Caput fibulae steht über seine Facies articularis mit der Gelenkfläche an der Unterseite des Condylus lateralis tibiae in Verbindung. Eine kräftige Gelenkkapsel wird durch Bänder (Ligamentum capitis fibulae anterius und posterius) streck- und beugeseitig gesichert. Eng anliegend umschlingt der N. peronaeus communis mit seiner Aufteilung in den N. peronaeus superficialis und den N. peronaeus profundus den Wadenbeinhals. Am Wadenbeinköpfchen setzt das Ligamentum collaterale fibulare des Kniegelenks an, es inseriert hier die kräftige Sehne des M. biceps femoris, und an der Spitze des Köpfchens (Apex capitis) haftet das kniekapselspannende Ligamentum popliteum arcuatum.

Die *Membrana interossea* zieht in ihrer Faserrichtung von proximal medial nach distal lateral mit nur vereinzelt laufenden Gegenrichtungszügen im Sinne eines Scherengitters.

Eine starke Syndesmose (Syndesmosis tibiofibularis) mit je einem vorderen und einem hinteren Ligamentum tibiofibulare in der Hauptfaserrichtung der Membrana interossea fixiert das Wadenbein in der Incisura fibularis tibiae, hält den Malleolus lateralis mit seiner Facies articularis malleoli lateralis federnd zum Schienbein hin und gibt dem menschlichen Sprunggelenk die knöcherne, bewegliche, außenseitige Führung.

Wadenbeinköpfchen und Außenknöchel sind unter dem schützenden Hautmantel sicht- und tastbar. Der Wadenbeinschaft bleibt als tragender Ansatz von Muskulatur in der Funktionseinheit Unterschenkel verborgen (Warwick u. Williams 1973, Romanes 1977).

2.3 Entwicklungsstörungen

Aplasie und Hypoplasie des Wadenbeines, sein gänzliches oder teilweises Fehlen, ist nach Haudeck (1898), Freund (1936) und Lindemann et al. (1961) *die häufigste Bildungsstörung langer Röhrenknochen.*

Die *einseitige Aplasie* des Wadenbeines ist dabei fast immer mit einer Verkrümmung und beträchtlichen Verkürzung des Schienbeines verbunden (Büttner u. Eisholdt 1950).

Die *beidseitige Aplasie* ist sehr selten (Schönenberg u. Förster 1976), Doppelbildungen wurden ebenfalls nur in Einzelfällen beschrieben (Nitsche 1931).

Bei der *fibularen Hypoplasie* fehlt meist der proximale oder distale Anteil, seltener ein mittlerer Schaftabschnitt. Dabei kann das Wadenbeinköpfchen in die Unterschenkelweichteile treten, und daraus kann sich, bei einer meist zusätzlich vorliegenden Formveränderung des äußeren Schienbeinkopfplateaus, eine Valgusfehlstellung im Kniegelenk ergeben. Noch häufiger ist die Verkürzung des unteren Wadenbeinanteiles und dadurch ein Höhertreten der Epiphysenfuge des Außenknöchels. Dies schafft instabile Verhältnisse im oberen Sprunggelenk, wobei auch hier häufig eine keilförmige Verformung des äußeren Anteiles der Schienbeinepiphysenplatte besteht und sich daraus eine Subluxationsstellung ergibt (Bohne u. Root 1977). Die erste einschlägige Beobachtung dieser kombinierten Fehlbildung wurde von Volkmann als "hereditäre kongenitale Luxation beider Sprunggelenke" beschrieben.

Die *angeborene Wadenbeinpseudarthrose* ordnet sich in eine Entwicklungsstörung ein, die in ihrer leichtesten Form nur in einer Verkrümmung (bowing) des Wadenbeines oberhalb der Syndesmose besteht, in ihrem schwersten Erscheinungsbild mit einer zusätzlichen Sprunggelenksverformung einhergeht (Dooley et al. 1974).

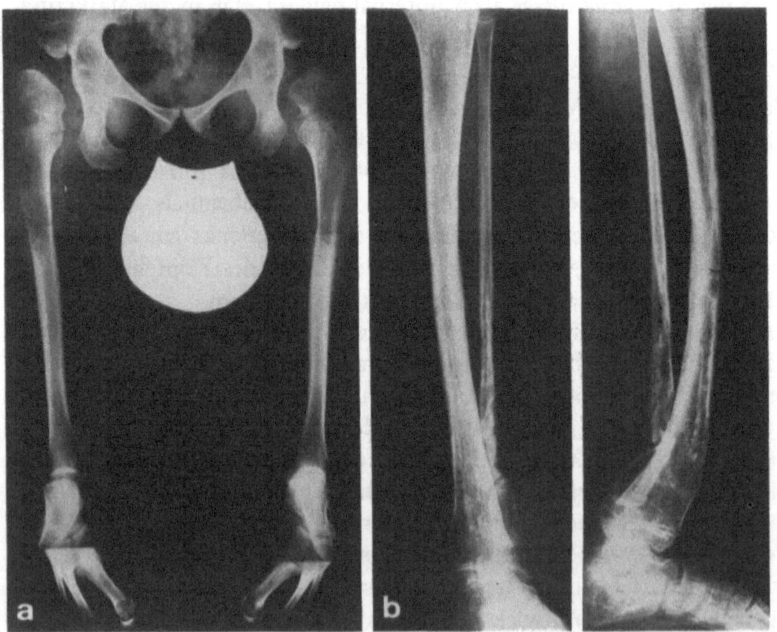

Abb. 2a. K.G. 3.595/79. 24 a. Beidseitige hochgradige Anlagestörung des „fibularen Strahles". **b** H.K. Unf.-Nr. 28.956/78. 10 a. „Angeborene Unterschenkelpseudarthrose" mit Hypoplasie des Wadenbeines, mehrfacher Spongiosaanlagerung im distalen Viertel, zunehmender, bereits mehrfach vorkorrigierter Antekurvation des Schienbeines mit rezidivierenden Spontanfrakturen. Deutliche Umbauzone nach Looser am Scheitel der Antekurvation (Spannungsspitze der Biegebelastung). Mit Genehmigung von Herrn Dr. M. Fink, Röntgenabteilung der Univ.-Klinik für Kinderheilkunde, Innsbruck

Die *Dysplasie*, eine strangförmige Minderentwicklung des Wadenbeines, wie auch die Aplasie können zusätzlich mit einem *Verlust der fibularen Randstrahlen* des Fußes (Arnold 1959), aber auch mit fibulafernen Begleitmißbildungen sowohl am knöchernen Skelet als auch an Organsystemen belastet sein (Coventry u. Johnson 1952) (Abb. 2a). Ein dysplastisches oder aplastisches Wadenbein steht vielfach im Schatten einer übergeordneten Schienbeinmißbildung (Hootnick et al. 1977), es ist dabei meist hochgradig varisch gekrümmt oder hypoplastisch ausgebildet (Abb. 2b) und kann auch zusätzlich im Sprunggelenk nach lateral oder im Kniegelenk nach proximal luxiert sein (Jones et al. 1978).

Anlagebedingte, kombinierte Entwicklungsstörungen sind in ihrem Erbgang zum Teil bekannt und als *Syndrome* beschrieben, wobei hier das Wadenbein zum Teil im Mittelpunkt der Fehlbildungen stehen kann, wie etwa bei der *ulno-fibularen Dysplasie* (Reinhardt u. Pfeiffer 1967), dem kombinierten Defekt von Femur und Fibula mit Amelie, Peromelie oder ulnarem Strahldefekt der Arme nach Kühne et al. (1967), der *fibulo-ulnaren Hypoplasie mit kugelförmigem Knochengelenk, Strahlendefekten und Synostosen* nach Engelke und Henssges (1970) oder einer Kombination von *Aplasie oder Dysplasie mit Craniosynostosis* nach Lowry (1972).

Neben den großen Extremitätenmißbildungsformen, etwa der Hemimelie, Peromelie, Phokomelie, bei denen auch das Wadenbein stark mißgebildet ist oder fehlt, ist es beim Zwergwuchs nach Léri u. Weill (1929) (*Dyschondrosteose*) wie das Schienbein verkürzt angelegt, zum Teil mit Exostosen versehen, in der Gruppe der *Osteochondrodysplasien*, etwa der Campomelie (Maroteaux et al. 1971) zeigt es sich bei ebenfalls verkürzten Unterschenkellängen und vermehrt antekurviertem Schienbein kurz und meist dysplastisch.

Schienbein und Wadenbein sind beim *Nievergelt-Syndrom*, einem dominanten Zwergwuchs mit Hypoplasie von Radius und Ulna sowie Schien- und Wadenbein, rhomboidartig

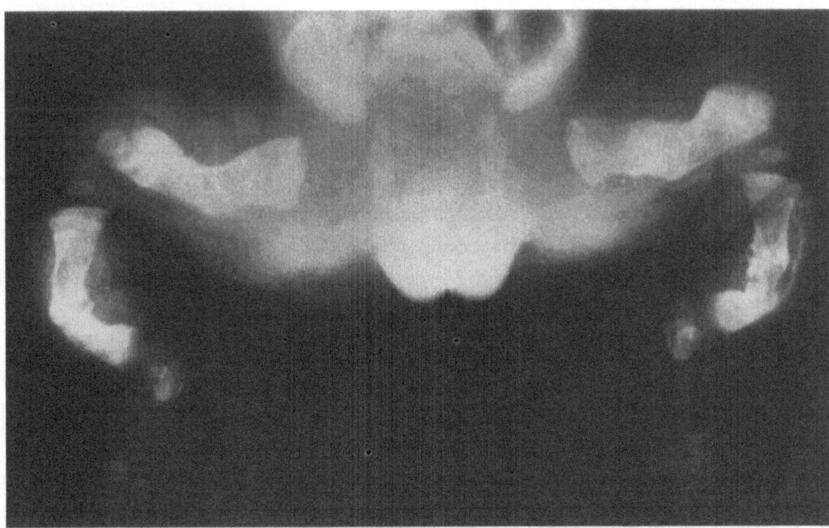

Abb. 3. G.K. Ki.Kli. Rö.-Nr. 4.837/77, Neugeborener. Morbus Vrolik, zahreiche intrauterine Spontanfrakturen und reaktive Callusbildungen an sämtlichen Röhrenknochen der unteren Extremität. Mit Genehmigung von Herrn Dr. M. Fink, Röntgenabteilung der Univ.-Klinik für Kinderheilkunde, Innsbruck

8

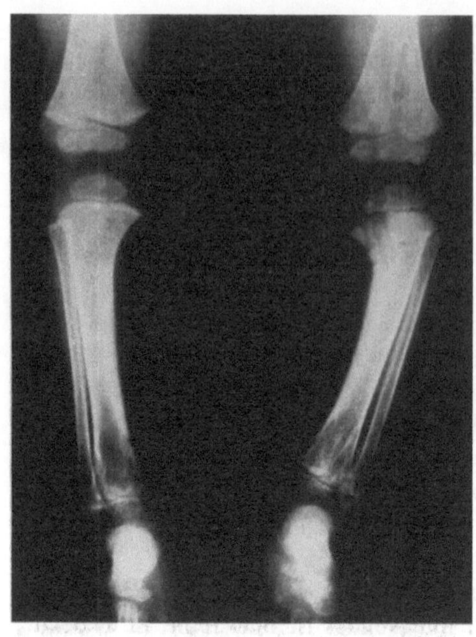

verkürzt und ausgeweitet, bei der *Osteopoikilosis* und *Osteopathia striata* meist zusammen, jedoch ohne klinische Bedeutung befallen.

Bei der *Osteopathia hyperostotica multiplex infantilis* (Camurati-Engelmann) kann das Wadenbein, wie alle Röhrenknochen, nur in der Diaphyse voll sklerosiert sein.

Jene typischen intrauterinen Spontanfrakturen mit reaktiven Callusbildungen, die bei der *Osteogenesis imperfecta congenita* (Vrolik) (Abb. 3) und *tarda* (Lobstein) auftreten, sind üblicherweise beim kurzgeratenen, verdickten und schlecht mineralisierten Wadenbein besonders zahlreich. Dies gilt auch für die *Osteodystrophia fibrosa generalisata* (Recklinghausen) und die *Osteopetrosis* (Albers-Schoenberg), bei denen das Wadenbein fast immer dysplastisch verändert, spröde und somit stark frakturanfällig ist.

Hyaline Knorpelreste, oft nur auf eine Extremitätenseite bezogen, können bei der *Enchondromatose* (Ollier) auch am Wadenbein epiphysennahe zu Wachstumsstörungen und zur vermehrten Frakturbereitschaft führen (Smith 1976) (Abb. 4).

Mechanische intrauterine Schädigungen durch *amniotische Schnürfurchen* betreffen gelegentlich auch das Wadenbein.

Medikamentös bedingte Mißbildungen, wie sie tierexperimentell durch Thalidomidgaben (Fitch 1975) erzeugt werden konnten, Folgen *intrauteriner Röntgenbestrahlung, Stoffwechselstörungen*, wie sie bei ribonucleinsäurearmer Diät (Warkany 1971) auftreten, beinhalten in der Mehrzahl der Fälle eine tibio-fibulare Hypoplasie.

Intrauterine Infekte, vor allem die *Rubeolen*, geben nicht selten zu ossären Veränderungen in Form *submetaphysärer Aufhellungszonen* Anlaß, die post partum auch am Wadenbein diagnostische Bedeutung erlangen können.

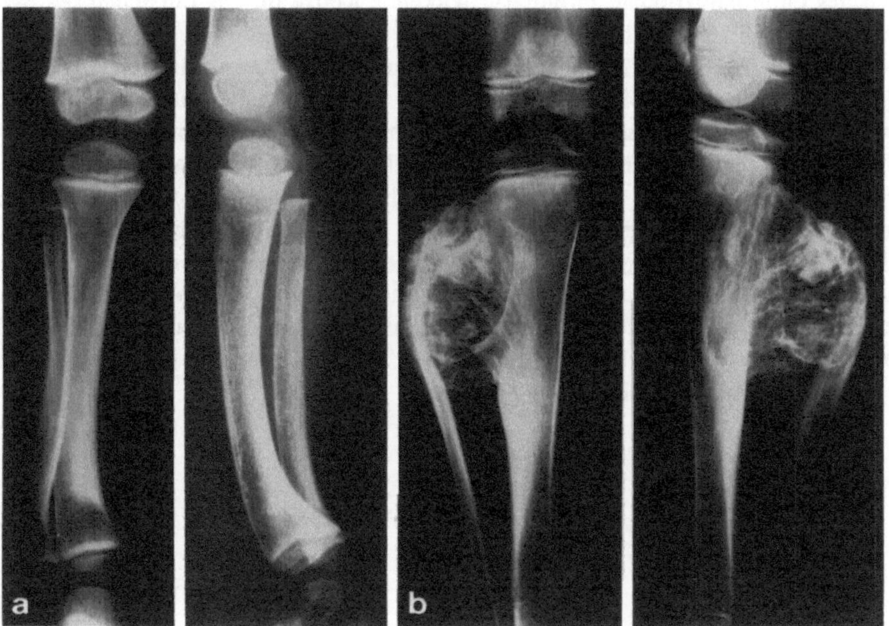

Abb. 5a. O.M. Ki.Kli. Rö.-Nr. 1.219/72. 4 a. Vitamin-D-Mangel-Rachitis. Mit Genehmigung von Herrn Dr. M. Fink, Röntgenabteilung der Univ.-Klinik für Kinderheilkunde, Innsbruck. **b** G.U. Rö.-Nr. 32.02.03.71. 7 a. Multiple cartilaginäre Exostosen mit mechanischer Abdrängung des Wadenbeines aus seinem proximalen Gelenkkontakt nach lateral-beugeseitig und S-förmiger Verkrümmung seines proximalen Schaftanteiles. Mit Genehmigung von Herrn Prof. Dr. E. Pirker, Univ.-Klinik für Radiologie, Innsbruck

Postpartal führt vor allem der *Vitamin-D-Mangel* zur zunehmenden Verkrümmung von Schien- und Wadenbein in beiden Ebenen (Abb. 5a).

Endlich können auch generalisierte *hereditäre cartilaginäre Exostosen* nicht nur das Wadenbein selbst befallen (Solomon 1961, Sharrad 1971), sondern auch als mechanische Hindernisse aus der Umgebung prä- und postnatal zur zunehmenden Verformung und Verlagerung des Wadenbeines führen (Abb. 5b), wie auch alle großen, die Röhrenknochen befallenden, benignen und malignen Systemerkrankungen den Wadenbeinschaft mitbefallen und in seiner Struktur verändern bis zerstören können.

2.3.1 Tibio-fibulare Synostose

Die angeborene knöcherne Verbindung zwischen Schien- und Wadenbein im proximalen Anteil, bei meist tiefer an die Außenseite des Schienbeines getretenem Wadenbeinköpfchen (Rahm 1924), im mittleren (Wong u. Weiner 1978) und im distalen Schaftanteil (Grobelski 1965, McMaster u. Scranton 1975) ist selten. In Anlehnung an die Maaßschen Experimente, die primär zur Entstehungsmöglichkeit der radio-ulnaren Synostose durchgeführt wurden und zeigen konnten, daß Druck auf den wachsenden Knochen in Richtung des Druckes eine Wachstumshemmung, senkrecht dazu eine Wachstumsvermehrung entstehen läßt, wurden auch hier bei besonderer Valgusstellung des Schienbeines auf die Wachstumszone des Capitulum fibulae intrauterin wirkende Kräfte für das Entstehen der Synostose diskutiert (Maaß 1913, Rahm 1924).

Nach Von Törne (1977) ist jedoch anzunehmen, daß hier ursächlich eine *Hemmungsmißbildung* vorliegt, wobei es bereits in der 6.–7. Embryonalwoche zu einer unvollständigen Trennung der gemeinsamen Anlage von Schien- und Wadenbein kommt und so in verschiedenen Höhen eine Verbindung verbleiben kann, die sich später voll knöchern durchstrukturiert. Es wird hier nur eine partielle fehlerhafte Massenverteilung der Knorpelanlagen im Gegensatz zu einer unausgewogenen Gesamtverteilung bei der Entstehung der Schien- oder Wadenbeinhypoplasie angenommen, wobei es später zu einer vollen knöchernen Durchstrukturierung von Corticalis und Spongiosa kommt (Blechschmidt 1961, Werthemann 1952). Zusätzlich gleichzeitig auftretende Fehlbildungen aus der gleichen Entwicklungsstufe heraus bestätigen nach Von Törne des weiteren die Annahme einer vorliegenden Hemmungsmißbildung.

3 Funktion

Wie einleitend erwähnt, erlangt das Wadenbein seine wesentliche Bedeutung in seiner äußeren Pfeilerfunktion, als mobiles knöchernes Segment des oberen Sprunggelenkes. Die Leistung des Schaftes wird vornehmlich als Muskelträger und als knöchernes Zuggurtungsgebilde zur Entlastung des Schienbeines gesehen. Obwohl Schaft und gelenkführende Knochenabschnitte nicht exakt abgrenzbar sind, der Wadenbeinkörper jedoch hier Gegenstand der Diskussion ist, sollen beide Abschnitte getrennt behandelt werden.

3.1 Gelenkdynamik

Zahlreiche Untersuchungen über Sprunggelenkdynamik und -mechanik und über die Funktion der Syndesmose haben einerseits erbracht, daß die Dorsalextension des Fußes in der Knöchelgabel zu einer Verkürzung und einer Dorsal- sowie Lateralverschiebung des Wadenbeines im Ausmaß von 1 bis 2 mm mit einer Außenrotation von etwa 2,7° führt, und daß bei Plantarflexion das Wadenbein nach distal, ventral, medial rückt und zurückrotiert (Henkemeyer et al. 1975). Andererseits haben Barnett u. Napier (1952) aufgrund einer verstärkten Krümmung des medialen vorderen Talusrollenanteiles und des sich daraus ergebenden Rotationsverhaltens (Close 1956) festgestellt, daß bei Dorsalextension des Fußes der Außenknöchel nach innen, bei Plantarflexion nach außen rotiert. Dies beschreibt auch Weber (1966) aufgrund seiner intraoperativ gewonnenen Erkenntnisse.

Kinematografische und röntgenkinematografische Studien der Wadenbeindynamik zeigten, daß der Außenknöchel *unter Belastung* des Fußes nach distal rückt, also den Gabelschluß verstärkt und die Führung verbessert, daß dies hauptsächlich durch die Flexoren des Fußes bewirkt wird und die Membrana interossea sich dabei nach distal dehnt und strafft (Weinert et al. 1973, Scranton et al. 1976). Durch dieses Auf- und Abschwingen, also nicht nur Rotieren, und durch die Seitbewegung wird in jeder Fußstellung eine sichere Sprunggelenkgabelführung gewährleistet. Dabei steht das gesamte Wadenbein zwangsläufig unter fortgeleiteten ständigen *Druck- und Zugschwingungen,* wobei das Bewegungsmaximum des Knochens knapp oberhalb der Syndesmose an jener Stelle liegt, an der dorsal die das Fußgewölbe unterstützenden Muskeln entspringen, die das kräftige Auftreten des Fußes bewirken. Hier treten beispielsweise auch die Ermüdungsbrüche des Wadenbeines bei Leichtathleten, nach Trainingswechsel von weicher auf ungewohnt harte Bahn, auf (Devas u. Sweetman 1956).

Das *Wadenbeinköpfchen* artikuliert mit einer horizontalen oder etwas abgeschrägten Gelenkfläche an der Hinterseite des lateralen Schienbeincondyls, rotiert dort bei jeder Bewegung des Fußes im Sprunggelenk mit, nimmt vor allem Zugkräfte auf, die bei vermehrter Belastung des varisch vorgeformten Schienbeines außenseitig anfallen (Ogden 1974). Durch den Ansatz der Bicepsmuskelsehne und des äußeren Knieseitenbandes am Apex capitis fibulae beteiligt es sich zusätzlich an der Dynamik des Kniegelenkes (Marshall et al. 1972). So führt die operative Versteifung des proximalen Tibio-Fibulargelenkes, etwa zur Korrektur einer erworbenen oder angeborenen Luxation, durch Behinderung ausreichender Eigenbeweglichkeit zu fortgeleiteten Beschwerden im Sprunggelenk (Ogden 1974).

3.2 Schaftdynamik

Fallen also ständige Druck- und Zugschwingungen, die vom oberen Sprunggelenk ihren Ausgang nehmen, an und teilt die sich ständig mitbewegende Syndesmose ihre Aktionen dem Wadenbeinschaft mit, so vermittelt auch das kontinuierliche Muskelspiel am Unterschenkel, etwa das Anspannen der Wadenmuskeln, ein Distaltreten des Wadenbeines nach seiner Annäherung an das Schienbein, also anhaltende Bewegungsschwingungen, wie sie von Devas (1975) röntgenologisch nachgewiesen werden konnten. Diese Muskelkräfte haben nach Pauwels (1950) hier nicht nur kinetische, sondern auch wesentliche statische Bedeutung, da sie durch dosierte Zuggurtungswirkung bei Bewegung und Belastung des Unterschenkels die mechanische Bnspruchung des Schienbeines stark herabsetzen und so eine gleichmäßigere, größere Verteilung der Biegebeanspruchung über die Knochenlänge hin und den gleichbleibenden, nach ventral gerichteten Biegesinn des Schienbeines bewirken. Nur so ist der Feinbau des Schienbeines nach dem Prinzip der größtmöglichen Energie- und Materialersparnis möglich.

Nach Grunewald (1916) wird durch die *Gewölbestruktur* die mechanische Einheit zwischen Schien- und Wadenbein betont und durch diese Konstruktion beim aufrechten Gang, in frontaler und sagittaler Belastungsebene, insbesondere auf muskuläre Beanspruchung hin, vermehrte Festigkeit gesehen. Triepel war bereits 1902 der Meinung, daß Knochen- und Knorpelgewebe vorwiegend dort gebildet wird, wo Druckbeanspruchung, kollagenes Gewebe dort, wo Zugbelastung gefordert wird. Das Wadenbein ist anlagebedingt und dem Gesetze der funktionellen Anpassung folgend durch einen "formativen Reiz" (Roux 1895) in einer regulierenden kinetischen Kette embryonal bereits knöchern ausgelegt und steht so allen theoretischen Belastungsmöglichkeiten eines Röhrenknochens offen.

Das Wadenbein ist zusätzlich ein äußerst *kompensationsfreudiges* Gebilde. Sédillot hat bereits 1864 beschrieben, daß das Wadenbein nach Entfernung eines Stückes vom Schienbein durch zunehmende Belastung des Beines letztlich Schienbeinstärke erlangte und die ganze Körperlast aufnehmen konnte. Die Tibia-pro-Fibula-Fusionen (Hahn-Brandes-Plastiken) wie die operative Schienbeindefektüberbrückung durch ein mikrochirurgisch, arteriell und venös angeschlossenes, spannenlanges Wadenbeinstück haben ebenfalls gezeigt, daß es bereits innerhalb von Monaten zu einer Hyperthrophie, insbesondere zur corticalen Dickenzunahme kommt und letztlich ein knöchern voll integrierter Wadenbeinschaftanteil das Schienbein ersetzen und volle Körperlast tragen kann (Taylor 1977). Von Törne (1977) hat dabei gezeigt, daß nur der funktionell geforderte Schaftanteil sich anpaßt, daß ein in situ belassenes Stück seine schlanke Form behält.

Das Wadenbein wird von Fall zu Fall auch in seiner individuellen Entwicklung überdurchschnittlich kräftig, seine Corticalis kann dabei die Dicke der Schienbeincorticalis erreichen und — wird zirkuläre Dickenzunahme mit Tragfähigkeit in Verbindung gebracht — wie ein zweiter Pfeiler die Belastungsfähigkeit des Unterschenkels erweitern (Abb. 6).

Ein Kontinuitätsverlust des Wadenbeinschaftes im mittleren Anteil führt andererseits ebenfalls zu keiner Belastbarkeitsminderung. Das Schienbein hält die volle Beinleistung aufrecht. Dies wird stets als Argument verwendet für die Annahme, daß das Wadenbein nicht an der Körperlast mittrage und ihm bei intaktem Schienbein keine weitere biomechanische Rolle zufalle.

Seit Wertheim (1847) die Eigenschaften des Knochens auch an stäbchenförmigen Wadenbeinstücken testete, wurde das Wadenbein mehrfach zu vergleichenden Untersuchungen

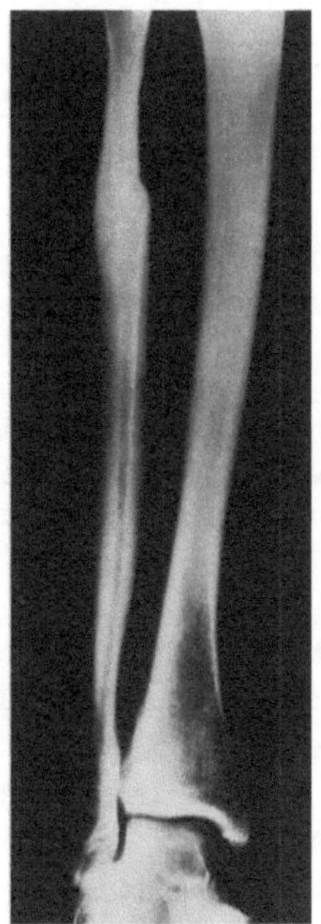

Abb. 6. R.V. Unf.-Nr. 699/78, 31 a, Zirkusartist, Zustand nach direktem hohen Wadenbeinbruch. Überaus kräftige corticale Ausformung des Wadenbeines im Schaftbereich bei beruflich geforderter, mehrstündiger Sprungleistung täglich

physikalischer Knocheneigenschaften herangezogen (Messerer 1880, Triepel 1902, Evans u. Lebow 1952), wobei Evans und Bang (1966) nachwiesen, daß der corticale Anteil des Wadenbeinschaftes signifikant höher auf Zug belastbar und seine Elastizität größer war als der Cortex des Oberschenkelknochens, daß im übrigen keine signifikant unterschiedlichen Eigenschaften zwischen den Proben aus beiden Knochen bestanden. Dabei stellte sich heraus, daß am Wadenbein die Corticalis aus der Schaftmitte am stärksten auf Zug und jene aus dem proximalen Schaftdrittel am stärksten auf Dehnung beanspruchbar waren, daß also der corticale Knochen, je nach Abschnitt, verschiedene Leistung zeigte. So bezeichnete Frankel (1974) den Knochen allgemein als anisotropes, viscoelastisches Gebilde mit pseudoplastischem Materialverhalten.

Preuschoft (1971) hat festgestellt, daß bei den Menschenaffen das Schienbein nach medial stark konvex gekrümmt und besonders schlank gebaut ist. So muß ein größerer Anteil der bei Beinbelastung einwirkenden Druckkraft auf das Wadenbein ausweichen. Es bekommt einen dickeren, robusteren Schaft und auch der senkrecht zur Längsachse stehende talare Gelenkflächenanteil wird zur Aufnahme der angewachsenen Druckspannung größer.

Am menschlichen Modell kann je nach Körperlastverteilung am distalen Ende des Wadenbeines ein Rest der Druckkraft, der nicht von der Membrana interossea oder der Gelenkkapsel übernommen wird, auf den Talus wirken, wobei Hauptbeanspruchungsart Biegung und Zug bleiben. Trotz der Verbundbauweise aus Kollagenfibrillen und Kristalliten — a two-phase material (Mack 1964) — ist das Wadenbein dennoch im *Schaftbereich,* bei größtenteils einheitlichem Corticalis-Spongiosa-Verteilungsmuster in einer *Modellvorstellung* als *gekrümmter, elastischer Stab* aufzufassen, der bis zu einer Belastung unterhalb seiner Elastizitätsgrenze, gleich ob auf Zug oder Druck, in sich kombinierte Zug- und Druckkräfte aufnimmt (Abb. 7), nach Entlastung wieder in seine Ausgangslage zurückkehrt und so dem Hookschen Gesetz (Dehnungen sind direkt proportional den sie auslösenden Kräften) gehorcht (siehe Kap. 9). Diese „funktionelle Homogenität des Knochens"

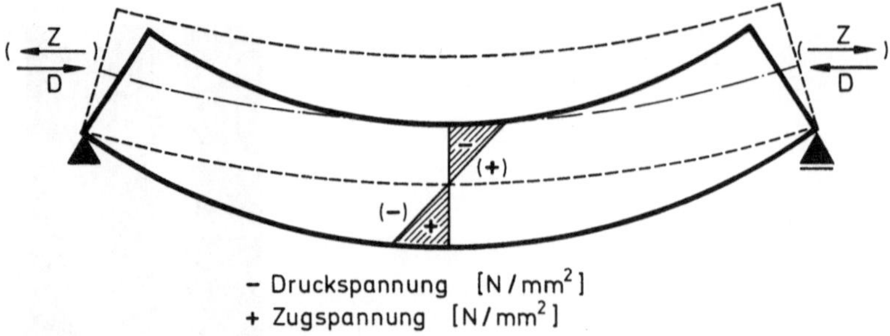

− Druckspannung [N/mm²]
+ Zugspannung [N/mm²]

Abb. 7. Spannungsverteilung innerhalb eines homogenen, gekrümmten Stabes unter Druck- und Zugbeanspruchung

(Beninghoff 1927) in Anlehnung an den Begriff der "gleichmäßigen Masse" von Messerer (1880) hatte bereits Küntscher (1935) mit dem Hallermannschen Dehnungslinienverfahren sowohl auf statische, wie auch auf dynamische Beanspruchung hin nachgewiesen.

Das anstehende rege Gegenspiel der Bewegungen bewirkt bei Biegung und Knickung immer eine Zugbelastung an der konvexen und Druckbelastung an der konkaven Seite. Bei Zugbelastung ist die unter Spannung stehende Seite stets der schwächste Punkt im System.

Leitz (1970) hat nun am Wadenbein die Ursachen des Bruchverhaltens langer Röhrenknochen studiert und unter anderem die Bruchformen unter dynamischer Drehbruchbelastung, axialer und seitlicher Belastung im Dia- und Metaphysenbereich beschrieben. Er hat in dieser Abhandlung über Belastung, Fraktur und Struktur unter besonderer Berücksichtigung der Grundlagen der technischen Festigkeitslehre neue Aussagen über den inneren Spannungsverlauf und über Spannungsgrößen im gesamten Prüfkörper, nicht nur in Höhe des Frakturgeschehens, gemacht. Dabei wird eine relativ geringe Schubfestigkeit für das Wadenbein gefunden und dies auf die anderen menschlichen Röhrenknochen übertragen. Daraus leitet Leitz seine *Schubbruchhypothese* ab und zeigt auf, daß außer bei verformungslosen Sprödbrüchen durch schlagartige Biege- oder Zugbelastung, bei Druck-, Biege- und Torsionsfrakturen nicht nur ein Überschreiten der Zugfestigkeit allein, sondern eine Kombination von Normal- und Schubspannung zum Knochenbruch führt. Er vergleicht das mechanische Verhalten des Knochens mit dem des Baustoffes Holz.

Lambert (1971) hat an einem biostatischen Unterschenkelmodell mit Dehnungsmeßstreifen Vergleichsuntersuchungen angestellt, in denen er einem intakten fibulo-tibialen System einen Zustand nach Wadenbeinschaftteilresektion gegenüberstellte, und hat bei direkter Belastung auch eine *Kraftaufnahme* im Wadenbeinschaft nachgewiesen; er hat Richtung und Größe dieser Kraft bestimmt und letztlich festgestellt, daß *ein Sechstel der Körperlast vom Wadenbein getragen wird*. Die Membrana interossea dient dabei als Stabilisator gegen allzugroße Ausbiegung des Wadenbeines, nicht als Kraftüberträger für ein Lastangebot vom Außenknöchel her. Gleichzeitig wurde auf die anatomische Gegebenheit des distalen Wadenbein-Taluskontaktes in Form einer schrägen, abstützenden Gelenkfläche mit starker Band-Kapselverankerung hingewiesen. Die Ausformung des proximalen, sich unter den Schienbeinkopf schräg oder horizontal anschmiegenden Wadenbeinköpfchengelenkes hat Ogden (1974) detailliert aufgezeigt, seine Aufgabe jedoch mehr in der Aufnahme von Rotationsbewegungen vom oberen Sprunggelenk her und lateraler Biege- und Zugbelastung, weniger in einer direkten Druckbeanspruchung gesehen.

Die beträchtliche mechanische Festigkeit der proximalen und distalen tibio-fibularen Verbindung in Richtung der Wadenbeinlängsachse haben Gotzen et al. (1978) experimentell bestätigt und an Amputationspräparaten unter axialer Belastung auf die stabilisierende Wirkung des Wadenbeines bei Plattenosteosynthese am Schienbein zusätzlich hingewiesen.

Die, bei intakter ligamentärer und fascialer Struktur wirkungsvolle, globale mechanische Leistungsfähigkeit des Wadenbeines als zweitem Röhrenknochen des Unterschenkelschaftes verdient so verstärkte Beachtung.

3.3 Belastbarkeit

Über erste Reihenuntersuchungen, die mehrere Röhrenknochen des menschlichen Körpers betrafen, hat Messerer (1880) in seinem Buch "Über Elasticität und Festigkeit der menschlichen Knochen" berichtet, und ist dabei zum Schluß gekommen, daß bei "Verknickung" das Wadenbein unter den geprüften Knochen (Tibia, Femur, Humerus, Radius, Ulna, Clavicula, Fibula) mit einer Durchschnittsbelastung von 54,3 kg (5,8% der durchschnittlichen Schienbeinbelastbarkeit) die *geringste Strebefestigkeit* aufwies. Die *Biegefestigkeit* und *Elastizität* wurde mit der Werderschen Maschine oder durch direkt angehängte Gewichte in Schaftmitte, oft unter mehrfacher Belastung des gleichen Knochens, bis zum Bruch gemessen. Auf Druck von ventral nach dorsal wurde ein Durchschnittswert von 42,3 kg bei einer mittleren Durchbiegung in Schaftmitte von 13,4 mm, bei der Belastung von lateral nach medial ein Durchschnittswert von 36,5 kg bei einer Durchbiegung von 24,5 mm erhoben. Dies waren 14,2% des Biegebelastungsvermögens am Schienbein unter verschiedenen Biegerichtungen. Die große Streubreite in den Einzelwerten zeigt sich etwa an der maximalen Totalausbiegung des Wadenbeines mit 37,9 mm zur minimalen Ausbiegung von 7,5 mm (Schienbeinwerte 13,2 mm zu 7,3 mm).

Triepel (1902) hat die durchschnittliche Strebefestigkeit des Wadenbeines mit 55 kg (6,2% des Schienbeinwertes) festgestellt, die Biegebelastbarkeit in der Biegerichtung von lateral nach medial an einer kleinen Fallzahl mit 38,5 kg bei einer maximalen Durchbiegung von 20,4 mm berechnet.

Weitere physikalische Untersuchungen beziehen sich auf die *Sperrwirkung des intakten Wadenbeines,* die von Stanković und Kaessmann (1971) an 50 Bein-Präparaten bei einem Schienbeinfragmentabstand von 3 mm mit durchschnittlich 28 kg angegeben wird, wobei eine Gewalteinwirkung zwischen 42 kg und 102 kg (durchschnittlich 72 kg) nötig war, um das Wadenbein nach Resektion eines Schienbeinschaftzylinders zum Bruch, bzw. das Ligamentum capituli fibulae zum Bersten zu bringen. Dieser Wert kann also annähernd der Str Strebefestigkeit des Wadenbeines unter intakter proximaler und distaler Band- und Kapselverankerung gleichgesetzt werden. Leitz (1970) hat bei seinen 83 Frakturversuchen an isolierten, frischen menschlichen Wadenbeinen zur Analyse von Bruchfugenverläufen keine Belastungswerte angegeben.

Auf die anfangs verstärkte Sperrwirkung des Wadenbeines nach Kompression — es waren 35 kp nötig, um 1 mm Schienbeindefekt auszugleichen — auf den nachlassenden Widerstand innerhalb 2 1/2 Stunden (stress relaxation) und auf den nach diesem Zeitpunkt ungefähr gleichbleibenden Sperrwiderstand (35 kp konnten auf Dauer 1,5 mm Schienbeindefekt überbrücken), sowie auf die kompensatorische Verformung des in einem Band-Kapselapparat eingespannten Wadenbeines bei einer erzwungenen Schienbeindefektüberbrückung von mehr als einigen Millimetern, hat Jørgensen (1974) in einer experimentellen Studie hingewiesen.

4 Isolierter Schaftbruch

Die leichteste knöcherne Verletzung am Unterschenkel — der isolierte Wadenbeinschaftbruch — wird als geringere Verletzung erachtet als etwa ein Bruch im Mittelfußbereich, da das Bein voll belastbar, seine Gelenke frei beweglich bleiben.

Ursächlich liegt immer ein *direktes Trauma*, häufig eine Sportverletzung, etwa durch direkten Tritt beim Fußballspiel, oder eine Anprallverletzung im Verkehr vor. Zuppinger (1904) hat auch von der Biegefraktur am Wadenbein durch Muskelzug gesprochen.

Das *Bruchbild* ist dabei *unterschiedlich*. Neben zarten, queren und schrägen Fissuren ist der distale Wadenbeinschaft häufig um Corticalis- bis halbe Schaftbreite nach medial verlagert (bei PKW-Stoßstangenanprallverletzungen in Höhe des proximalen Wadenbeindrittels). Da die Stellung eines nieder- oder hochbeschuhten Beines im Augenblick des Anpralles nicht immer aufrecht sein muß, aber auch ein Fahrzeug während einer Schnellbremsung sich mit dem Voderteil senkt, ist bei direkter Wadenbeinbeteiligung eine beträchtliche Streubreite der Bruchhöhe im Vergleich zur tatsächlichen Höhe der Stoßstange, meist nach unten hin, möglich, wobei die verschiedenen Bruchformen allein kaum etwas Zusätzliches über Richtung oder Größe der einwirkenden Gewalt aussagen können (Abb. 8 a–d).

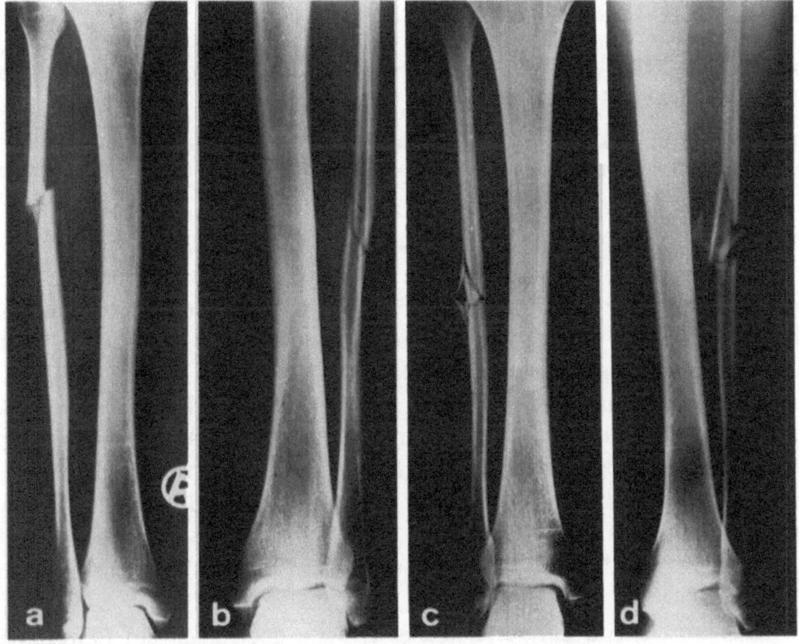

Abb. 8a. S.M. Unf.-Nr. 4.653/78. 28 a. Kollisionsverletzung als Skifahrer gegen PKW-Stoßstange; **b** Sch.M. Unf.-Nr. 7.427/76. 26 a. Verkehrsunfall, Fußgänger. Polytrauma; **c** G.E. Unf.-Nr. 980/76. 36 a. Von hinten mit großer Geschwindigkeit als Fußgänger von PKW angefahren worden; **d** L.W. Unf.-Nr. 10.532/76. 19 a. Gestürzt, Zinkleimverband 4 Wochen

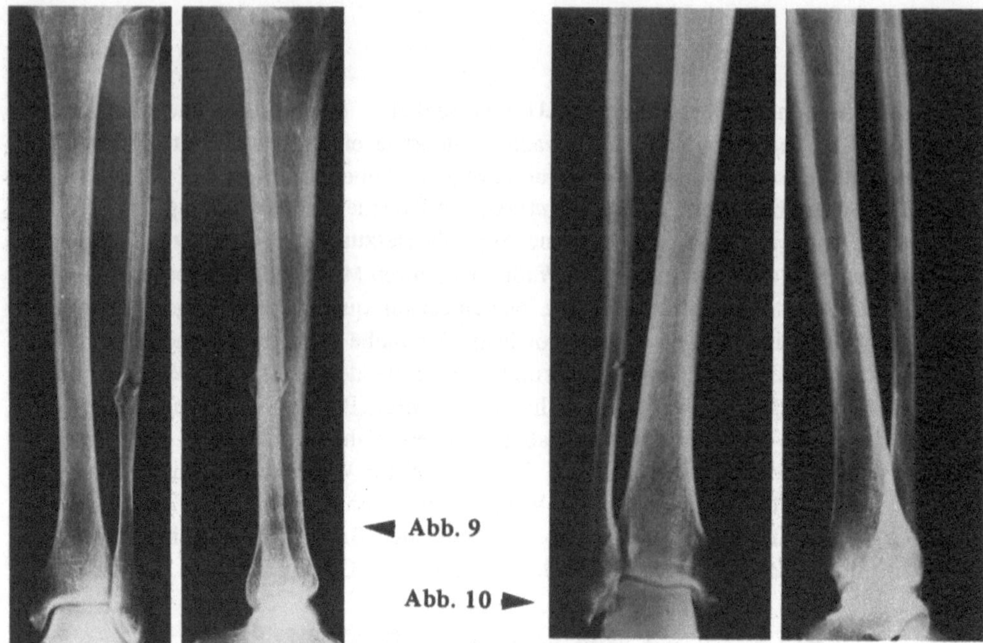

Abb. 9. K.A. Unf.-Nr. 4.884/74. 55 a. Sturz über Stiege mit Aufprall von antero-lateral her, Unterschenkelgehgips 4 Wochen

Abb. 10. B.E. 1.435/73. 32 a. Skiunfall, lokale Wadenbeinschmerzen, freie und feste Sprunggelenkverhältnisse, Zinkleimverband für 3 Wochen, volle Wiederherstellung

Ein einfacher Sturz kann bereits zu einer beträchtlichen Zerreißung vornehmlich an der konvexen Seite der Bruchbelastung führen (Abb. 9). Selten ist eine kleine Membrana-interossea-tragende Corticalislamelle ohne nachweisliche Schwächung der fibulo-talaren Bandverbindung ausgesprengt (Abb. 10).

Ein direkter, scharfkantiger Schlag auf das mittlere Schaftdrittel von latero-dorsal her, der zu einem Biegungsbruch führt, kann durch übergroße Ausbiegung des fixierten, distalen Wadenbeinanteiles im Gegensinn zu einem indirekten, supramalleolaren Biegungsbruch führen, einer doppelten Schaftfraktur, die so nicht dem Bruchbild eines direkt ausgeschlagenen Schaftstückes gleichzusetzen ist (Abb. 11), wie etwa dem begleitenden Wadenbeinstückbruch bei der direkten "Stoßverletzung des fibularen Typs" beim Unterschenkelbruch (Abb. 38).

Therapeutisch wird aufgrund lokaler Druck-, doch auch auf Bewegungsschmerzen bei Muskelanspannung die *Ruhigstellung* in einem Zinkleim- oder Unterschenkelgehgipsverband für 3–6 Wochen allgemein empfohlen.

Nimmt man aufgrund des klinischen Verletzungsbefundes vorerst nur eine Prellung an und wird keine Röntgenuntersuchung angeordnet, so zeigt sich bei zarten Fissuren innerhalb der ersten 10 Tage eine typische, wolkige, periostale Callusbildung in Form eines klassischen Instabilitätscallus ohne weitere endostale Reaktion (Abb. 12).

Nicht unterbrochene weitere Belastung und Bewegung, vorwiegend nach Sportunfällen durch fortgesetztes Training, führt nicht nur zu verstärkten lokalen Beschwerden, sondern

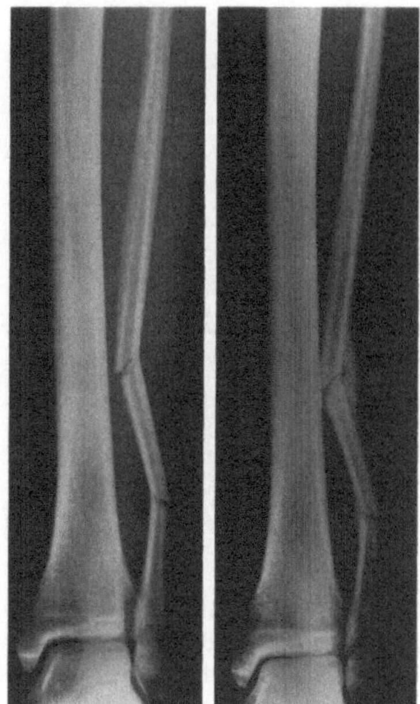

Abb. 11. K.W. Unf.-Nr. 21.898/74. 20 a. Tritt beim Fußballspiel gegen die Unterschenkelaußenseite mit direkter Fraktur distal der Schaftmitte und indirektem Biegungsbruch supramalleolar. Röntgenkontrolle nach 6-wöchiger Gipsfixation, beginnende Achsenkorrektur durch Anbau an der konkaven Seite des Hauptknickes

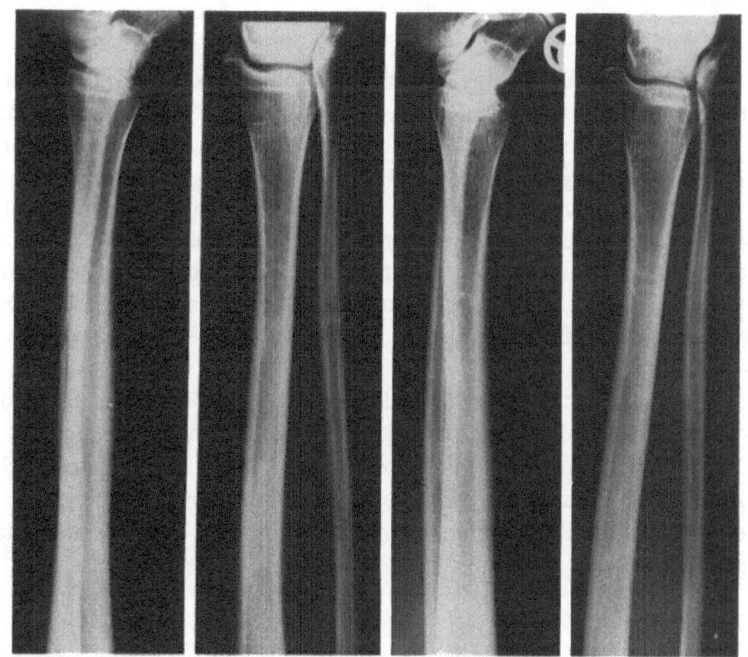

Abb. 12. T.A. Unf.-Nr. 15.535/75. 26 a. Sturz, zunehmende Schmerzen und Röntgenaufnahmen am folgenden Tag; zarte Fissur proximal der distalen Schaftdrittelgrenze, Unterschenkelgips für 4 Wochen, Abschlußröntgen nach 5 Wochen, bereits subjektive Beschwerdefreiheit

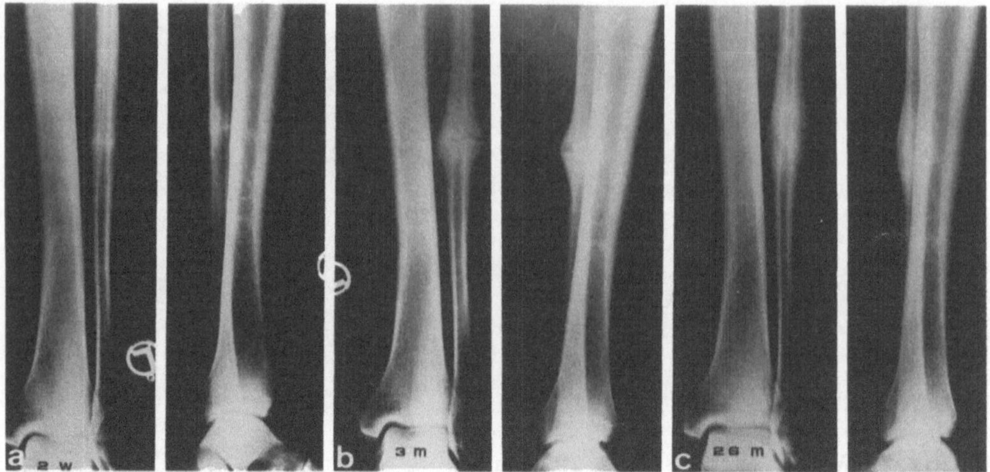

Abb. 13. C.D. Unf.-Nr. 16.320/75. 22 a. **a** Fußballprofi, Schlag **gegen** die Wade im Wett-kampf, zunehmende Schmerzen, weiteres Training und erste Röntgenaufnahmen nach 2 Wochen; kleine, zarte callöse Reaktion bei unverschobener Wadenbeinfraktur, keine Ru-higstellung auf eigenen Wunsch. **b** Fortsetzen des täglichen Trainings, mäßige callöse Auftreibung nach 3 Wochen bei verstärkten lokalen Beschwerden, doch weiterer Wett-kampffähigkeit. **c** Ausheilungsbild 26 Monate nach Trauma bei voller funktioneller Wieder-herstellung

kann auch eine zunehmende massige Auftreibung auslösen, die zusätzlich mechanisch nun zur Behinderung der vorbeigleitenden Muskeln und Nerven Anlaß gibt.

Erst ein spindelförmiger Abbau durch letztlich sich auch ohne Ruhigstellung ergebende, doch sicher verzögert eintretende Heilung, bringt volle Wiederherstellung (Abb. 13).

Ein zarter, hyperplastischer Callusschatten, der primär nicht als voll zirkuläres Ge-bilde zu erkennen ist, kann röntgenologisch speziell am Wadenbein ein Osteosarkom vortäuschen (Uehlinger 1977), und es muß so auch bei fehlender spontaner Traumaangabe, bei jeglichem Nachweis einer periostalen Reaktion am Wadenbein vor jeder weiteren inva-siven diagnostischen Maßnahme eine detaillierte, traumabezogene Anamnese erhoben werden.

Achsenabweichungen und Knickbildungen – Verkürzungen und Rotationsfehlstellungen würden bereits auf eine mitbeteiligende Sprunggelenkverletzung hinweisen – gleichen sich beim einfachen Wadenbeinschaftbruch stets wieder aus, die ursprüngliche Form stellt sich ein, und es beeindrucken, selbst bei schwersten Trümmerbruchformen, Kraft und Schnellig-keit der gezielten Wiederherstellung von Funktion und Kosmetik des Wadenbeinkörpers stets aufs neue.

4.1 Ermüdungsbruch

Ermüdungsbrüche treten bei gesunden Jugendlichen, aber auch Kindern und Erwachsenen ohne äußeren Traumaeinfluß im Rahmen üblicher, altersgemäßer körperlicher Aktivität wesentlich häufiger auf, als sie diagnostiziert werden. Die auslösende Tätigkeit oder Bean-spruchung ist für den Betroffenen jedoch ungewohnt, plötzlich und heftig, oder ohne gezielten Trainingsaufbau, wie langsame Gewöhnung durch zunehmende Leistungssteigerung. Allein der Wechsel auf eine härtere Laufschuhsohle oder von einer Aschen- auf eine Tartanbahn, ein erster Gewaltmarsch während der militärischen Ausbildung, ein überdurchschnittlich langer Einkaufsgang unter schwererer Belastung für eine ältere Hausfrau, sind ausreichend, um einen solchen Ermüdungsbruch auszulösen. Hauptbetroffen sind also junge Athleten oder ältere weibliche Patienten, in Ausnahmefällen auch Kleinkinder nach ersten Gehversuchen im zweiten Lebensjahr, meist einseitig, vereinzelt auch beidseitig. (Hamilton u. Finkelstein 1944, Kölbel u. Lange 1973). Postklimakterische Osteoporose, gestörte Knochenstrukturen, etwa im Rahmen eines Malabsorptionssyndroms, oder eine zunehmende Verkrümmung des Schienbeines und sich damit ändernde Spannungsverhältnisse am Wadenbein bei Morbus Paget (Devas 1975) wären weitere prädisponierende Faktoren.

Wurde diese Bruchform früher hauptsächlich bei Infanteristen in den ersten Ausbildungsmonaten in Außenknöchelhöhe (Hopfengärtner 1907), bei militärischen Sprungübungen der Artilleristen nach Protzenexerzieren am proximalen Wadenbeinschaft bis subcapital gelegen (Asal 1936), bei Fallschirmspringern ebenfalls in Höhe des Wadenbeinhalses (Burrows 1948) beschrieben, und wurde in einem militärischen Krankengut von Geslien et al. (1976) szintigrafisch mit ^{99m}Tc-Polyphosphat immer noch ein beträchtlicher Anfall dieser Frakturform bestätigt und neben Prather et al. (1977) auf die nuklearmedizinische Bedeutung in der Frühdiagnose ossärer Umbauvorgänge bei Ermüdungsbrüchen hingewiesen, hat Weber bereits 1967 die Veränderungen und den allgemeinen Rückgang von Überlastungsschäden am Knochensystem der Soldaten moderner, technisierter Armeen aufgezeigt. Dabei betrug unter 70.000 Patienten eines norddeutschen Bundeswehr-Lazaretts mit 65 Ermüdungsfrakturen der Wadenbeinanteil 3%. Der sporttreibende Jugendliche, vor allem in Laufdisziplinen (runner's fracture), der laufuntrainierte ältere Mitbürger und Jogger (Newberg u. Kalisher 1978), aber auch der fleißig trainierende Rugby-Spieler (Williams u. Sperryn 1976) sind heute ermüdungsbruchgefährdeter als der in seiner sportlichen Entwicklung gezielt überwachte Rekrut.

Der Ermüdungsbruch am Wadenbein liegt in den allermeisten Fällen 3–7 cm oberhalb des Außenknöchels, also im spongiösen Anteil oder noch am Übergang vom Knöchel suprasyndesmal zu verstärkter Compacta, selten höher im Schaft. Er beginnt am posterolateralen Cortexanteil, wo das Bewegungsausmaß unter ständigem Muskelzug und so die lokale Belastung am stärksten sind, kann das Wadenbein zunehmend quer durchdringen, nimmt jedoch meist seinen Weg schräg nach proximal medial und sprengt in der Folge auch die innere Corticalisschale. Im Gegensatz zum Ermüdungsbruch des gesamten Unterschenkels, der einer Kompressionsfraktur gleichgesetzt wird, handelt es sich hier also um einen *schleichenden,* sich innerhalb von Wochen entwickelnden *Biegungsbruch.* Es führt im Schaftanteil — beim Jugendlichen fast immer supramalleolar — so wie beim häufigeren Ermüdungsbruch des Fersenbeines nicht der Aufprall des gesamten Fußes auf den Boden, sondern die ständige Überforderung durch ungewohnten, starken, die Elastizitätsgrenze des Knochens überschreitenden Muskelzug zur frakturauslösenden Zermürbung des Wadenbeines in Höhe seiner stärksten Biegebelastung.

Devas (1975) beschreibt eine weitere, das Wadenbein längs durchsetzende Ermüdungsbruchlinie, wie er sie sehr selten auch bei Kindern gesehen hat.

Ärztlicherseits werden erste Beschwerden supramalleolar — es fehlt eine typische Traumaangabe und es fehlen auch Zeichen einer äußeren Seitenbandzerrung —, eine primär lokalisierbare *schmerzhafte Schwellung,* häufig als Prellung abgetan, auch wenn eine zunehmende beträchtliche Belästigung über Wochen bis wenige Monate berichtet wird; dies umso mehr, als das Röntgenbild in den ersten Wochen stets stumm ist, und die nuklear-medizinische Abklärung wohl wesentlich früher eine Aktivitätsanreicherung und somit die Diagnose bringen könnte. Eine solche Untersuchung ist jedoch äußerst aufwendig und, anders als etwa bei der Vermutung eines Ermüdungsbruches am Schenkelhals, zur näheren Wadenbeinabklärung hier zu belastend und somit abzulehnen. Erst der röntgenologische Nachweis einer zarten periostalen Reaktion, eventuell mit aufgelockerter Frakturlinie (O'Donoghue 1976), bringt so meist die Diagnose und führt zur ruhigstellenden Ver-bandsanordnung. Beschwerden stellen sich also langsam ein, verstärken sich und entwickeln letztlich eine Schmerzsymptomatik, die es unmöglich macht, voll im Training zu bleiben oder einen Wettkampf durchzuhalten. Gelegentlich kann sich der Verletzte auf ähnliche Schmerzzustände in gleicher Art und Entwicklung auf der selben oder der unverletzten Seite von früher her erinnern. Neben der typischen Anamnese, lokaler Schwellung und Druckschmerzhaftigkeit bei freier Beingelenksfunktion, ist auch ein frakturfern ausge-löster Kompressionsschmerz am Knochen (springing) bereits im Frühstadium für das Vorliegen eines Ermüdungsbruches beweisführend.

Therapeutisch führt nur eine *Ruhigstellung* im Gips-, Zinkleim- oder Klebeverband zum Ziel. Ein nur kurzes Unterbrechen sportlicher Aktivität ist nicht ausreichend. Der Wechsel zu weicherem Schuhwerk und dicken Sohlen kann insbesondere bei älteren, durch Osteo-porose prädisponierten Patienten einer neuen Ermüdungsfraktur vorbeugen.

4.1.1 *"Ice Skater's Fracture"*

1943 hat Ingersoll das Beschwerdebild von drei 9jährigen beschrieben, die nach Erhalt neuer Eislaufschuhe zu Weihnachten in der Folge mehrwöchig intensiv ihrem Eislaufsport huldigten und im weiteren mit zunehmenden Schmerzen etwa 4—5 cm oberhalb des Außenknöchels zur ärztlichen Behandlung kamen. Röntgenologisch wurde nun eine perio-stale Callusbildung festgestellt und nach Ausschluß eines malignen und entzündlichen Ge-schehens der Begriff "ice skater's fracture" (Eisläuferfraktur) geprägt. Es bestand in keinem Fall eine Traumaanamnese. Des weiteren war nur in einem Fall eine zarte Verschiebung der Fragmente nachzuweisen.

Alle Brüche waren an jener Stelle lokalisiert, an der suprasyndesmal das Wadenbein den größten Bewegungsausschlag zeigt. Jugendliche Eisläufer tendieren zu vermehrtem Ein-knicken im Sprunggelenkbereich, wobei beim Antreten unter voller Belastung des be-nutzten Beines eine vermehrte Außenrotation hinzukommt. Der direkte Druck auf das di-stale Wadenbein wird dabei deutlich verstärkt, die Eigenbeweglichkeit durch den geschnür-ten Schuh verringert und durch die rhythmische, ständige, ungewohnte neue Belastung kommt es zu vermehrtem lokalen Streß, zu verstärktem ossären Umbau, letztlich zum schleichenden Bruch, also sowohl hinsichtlich der Genese als auch im klinischen Erschei-nungsbild zu typischen Zeichen des Ermüdungsbruches.

Abb. 14 zeigt Röntgenaufnahmen eines 10jährigen Eisläufers, der ebenfalls mit einer zunehmenden Schmerzanamnese von 3 Wochen zur Untersuchung kam, einen nur zart ver-schobenen Bruch des Wadenbeines oberhalb der Syndesmose an der "Sollbruchstelle" des Ermüdungsbruches zeigte, bereits in der ersten Röntgenaufnahme eine zarte, periostale innenseitige Auflagerung bot und sich an kein gezieltes, schmerzauslösendes Trauma erinnern konnte.

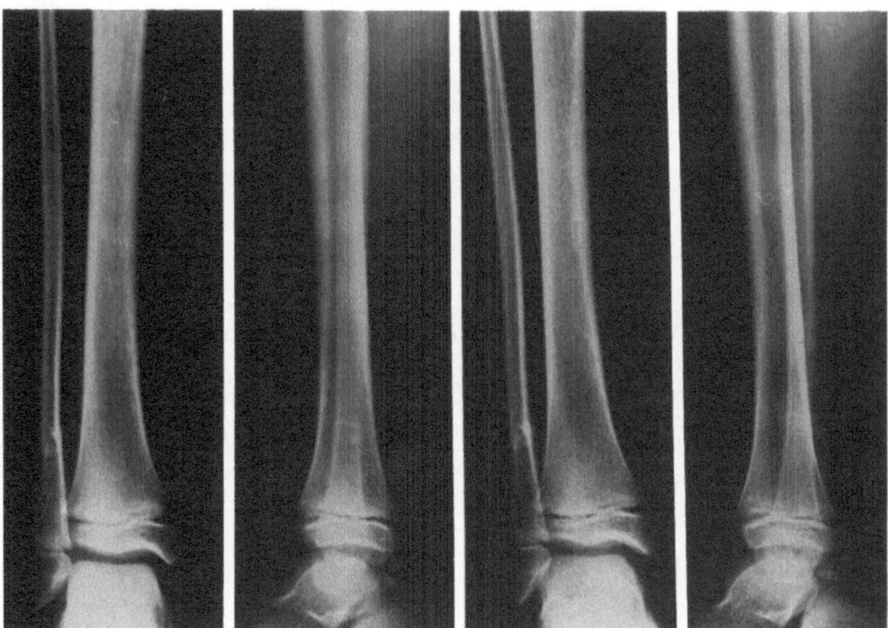

Abb. 14. F.H. 569/76, 10 a. Seit 1 Woche zunehmende Schmerzen im rechten Sprunggelenk außenseitig, bei intensiviertem Eislaufen wärhend der vorausgegangenen 3 Wochen; supramalleolarer Wadenbeinbruch mit von lateral nach proximal medial aufsteigender Frakturlinie, beginnender periostaler Verzeichnung und weiterer callöser Überbrückung 4 Wochen später nach Unterschenkelgehgipsanlage: „Ice Skater's Fracture"

5 Wadenbeinschuhrandbruch "Fibula Crack"

Im Winter 1970/71 wurde an der Innsbrucker Klinik erstmals bei einem Skiläufer ein *isolierter Wadenbeinschaftbruch in Schuhrandhöhe* (Abb. 15) gesehen, von Biedermann (1972) kasuistisch vorgestellt und in einer vergleichenden Untersuchung über Art und Häufigkeit von Skiverletzungen innerhalb der letzten 20 Jahre als neue "typische Verletzung" im alpinen Skilauf erkannt, als solche auch 1974 veröffentlicht (Lugger et al.). Mit der lawinenartigen Verbreitung und zunehmenden Beliebtheit des Skisportes, wie auch des immer höher werdenden Plastikskischuhes hat in den folgenden Jahren bis zur Saison 1975/76 bei nur unbedeutend ansteigenden Gesamtverletzungszahlen diese neue Bruchform ständig zugenommen und ist seither, trotz technischer Verbesserung an der Einheit Ski-Schuh und der augenscheinlich ständigen Veränderung des Schuhaufbaues, jedoch im wesentlichen nur modisch-kosmetischer Art, kaum im Rückgang begriffen (Lugger et al. 1976, Lugger 1977) (Abb. 16). Da Skischuhe unter Erwachsenen allgemein jahrelang getragen werden, hinkt die Bruchform der technischen Produktentwicklung zusätzlich nach und wird auch bei einer eingeleiteten Verbesserung in der Konstruktion des bruchauslösenden oberen Skischuhrandes in den kommenden Jahren weiter auftreten (Tabelle 1).

Diese neue Bruchform ist in der einschlägigen skitraumatologischen Literatur des Alpenraumes bislang unbekannt und hat auch seit ihrer Erstveröffentlichung 1972 keinen

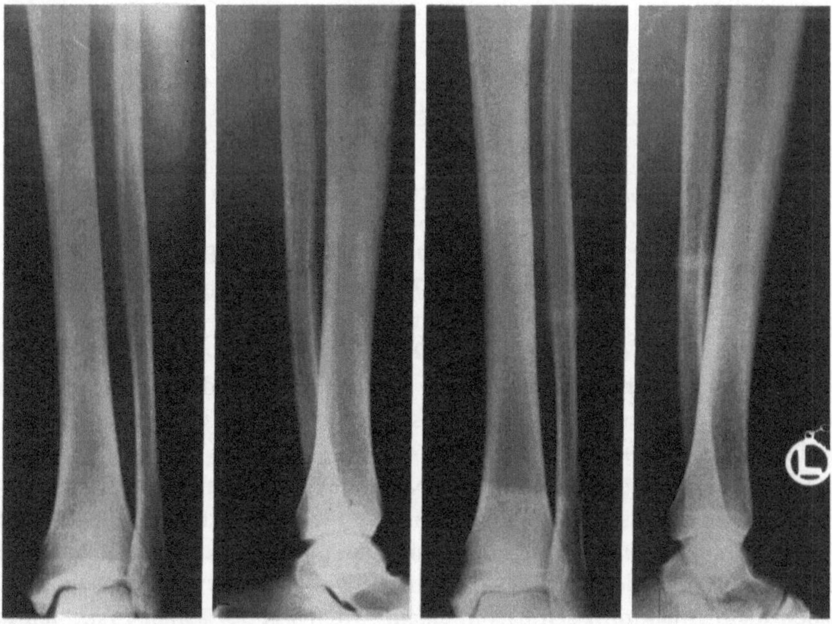

Abb. 15. W.G. Unf.-Nr. 5.697/75. 22 a. Schuhrandwadenbeinquerfissur, Zinkleimverband, typischer Wolkencallus, Beschwerdefreiheit bereits nach 4 Wochen

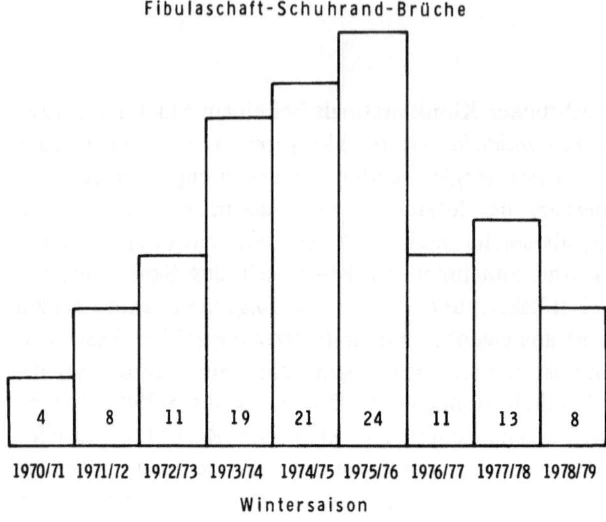

Abb. 16. Wadenbeïnschaftbrüche in Schuhrandhöhe der Wintersaison 1970/71—1978/79

Tabelle 1. Knöcherne Verletzungen am Unterschenkel und am oberen Sprunggelenk beim alpinen Skilauf, Saison 1974/75 und 1978/79

	1974/75		1978/79	
Schienbein	344	41,7%	128	38,8%
Unterschenkel	325	39,4%	129	38,9%
Knöchel	135	16,4%	66	19,9%
Wadenbein	21	2,5%	8	2,4%
Summe	825	100%	331	100%

Eingang in einschlägige Verletzungsstatistiken gefunden (Knoflach 1933, Mock 1936, Petitpierre 1939, Breitner 1953, Marberger 1953, Bianchi-Maiocchi 1956, 1962, Baumgartner 1960, Gelehrter 1966, Terbizan 1966, Walker 1970, Philadelphy 1971, Ott u. Matter 1973, Allaria 1974, Truchet et al. 1974, Lechner u. Prims 1975, Bézes u. Julliard 1976, Gelehrter u. Zotter 1978). Auch in nationalen Skiunfallstatistiken aus Übersee (McIntyre 1963, Hutchings 1969, Requa et al. 1977) wurde diese Verletzung nicht eigenständig aufgeführt, wobei hier insbesondere im anglikanischen und italienischen Raum der hohe Wadenbeinschaftbruch mit Syndesmosensprengung (Maisonneuve-Fraktur), als "Wadenbeinbruch" bezeichnet wurde.

In den Skigebieten Vermonts, im Nordosten der Vereinigten Staaten, wurde nun der isolierte Wadenbeinschaftbruch in Schuhrandhöhe bereits 1969 beobachtet und an 25 Fällen aus der Saison 1971/72 von Johnson und Pope, gleichzeitig und unabhängig von den Beobachtungen an der Innsbrucker Klinik, 1974 beschrieben. Gutman und Weisbuch (1974) haben diese Bruchform erstmals in einem Anteil von 1,9% aller Frakturen in eine Unfallsammelstatistik des Skigebietes Mt. Snow aufgenommen. Der bruchauslösende harte Plastikschuh hat also die Ostküste der Vereinigten Staaten ein bis zwei Jahre vor Europa erobert. Tapper berichtet 1978, daß 1973 noch 2,8%, doch 1976 nurmehr 1,4% aller schweren Skiverletzungen aus Sun Valley "midshaft fibula fractures" (Brüche in Schaftmitte des Wadenbeines) waren und führt die Abnahme dieses Verletzungstyps auf einen nun zunehmend weicheren und abgeschrägt gebauten Schuhrand zurück.

Aufgrund des völlig unterschiedlichen Ski-Schuhsystems mit abhebbarer Ferse ist diese Bruchform im Langlauf (Lechner 1974, Westlin 1976, Eriksson 1976, Côté et al. 1977, Lyons und Porter 1978) unbekannt, sie hat jedoch auch in die Extremsportausübung des Trickskilaufes, Hot-dogging, der Skiakrobatik (Steinbrück 1978) keinen Eingang gefunden und ist in der Vielzahl alpiner Rennverletzungen (Margreiter u. Lugger 1973) unbekannt.

5.1 Verletzungsmechanismus, Diagnose und Therapie, Frakturformen

Im Rahmen eines Sturzes kann das in geschlossenem Schuh auf dem Ski starr fixierte Bein über den harten Schuhrand gebogen werden. Vollzieht sich diese Bewegung des Körpers bei fixiertem Ski nach außen hin, oder werden, wie beim innenseitigen Verkanten, Ski und Schuh verschlagen — diese Störkräfte treten im Gegensatz zu den in Zehntelsekunden gesetzten willkürlichen, aktiven Steuerkräften, in Hundertstelsekundenzeiträumen auf (Asang 1972) —, kann das sonst unter Muskelzug gut federnde Wadenbein, das fest eingeschnürt an Bewegungsfähigkeit verliert, dem plötzlichen Druck des engen, starren Schuhrandes nicht widerstehen und knackt an (Abb. 17 a–d).

Dieser Vorgang ist häufig nur als lokaler, leichter Schmerz empfindbar, wird in manchen Fällen vom Fahrer in einem komplexen Sturzgeschehen nicht sofort zur Kenntnis genommen und erst leicht verzögert verspürt. Die Belastbarkeit des Beines, also die Fähigkeit, weiter abzufahren, ist ja primär auch nicht gestört bis sich durch lokale Schwellung zunehmende, behindernde Schmerzen einstellen. In der Mehrzahl dieser frakturauslösenden Stürze öffnet sich auch die Sicherheitsbindung. Skifahrerisches Können, Schneebedingungen, Sicht, Tageszeit, Skilänge und -beschaffenheit konnten allgemein zur Verletzung in keinen signifikanten Zusammenhang gebracht werden. Nur Tapper (1978) sieht eine Verbindung zu harten und eisigen Pisten. Es wurde auch keine Altersabhängigkeit — das Verletzungsgut gleicht dem Altersaufbau eines Skifahrerkontingents — gefunden. *Anamnestisch* besteht also stets ein einschlägiges, kurz vorausgegangenes Trauma, meist mit einem Skisturz verbunden und eine sichere Lokalisation zum äußeren Schuhrand hin. Die Funktion des oberen Sprunggelenkes ist dabei stets frei, auch der proximale Wadenbeinanteil und das angrenzende Kniegelenk sind funktionell ungestört, es besteht somit kein begleitender Band- oder Syndesmosenschaden.

Therapeutisch ist vorwiegend aufgrund der lokalen Schmerzhaftigkeit eine ruhigstellende Maßnahme in Form eines Zinkleim- oder Unterschenkelgehgipsverbandes für 3–6 Wochen anzuraten. Es kommt dabei stets zur vollen funktionellen und schmerzfreien Wiederherstellung.

Im Gegensatz zu verkehrsunfallbedingten Anprallverletzungen, bei denen der isolierte Wadenbeinbruch auch aufgrund der Elastizität des schlanken Wadenbeines in einer gewissen Streuungsbreite zum direkten Ort des Anpralls hin liegen kann, zeigt das im Schuh eingeengte, fest umklammerte Wadenbein seine knöcherne Läsion streng, mit nur wenigen Millimetern Abweichung, im direkten Anstoßgebiet (Abb. 17 a–d). Sie liegt also, je nach Skistiefelschafthöhe, handbreit oberhalb des Sprunggelenkspalts bis zur proximalen Schaftdrittelgrenze, nie knapp oberhalb der Syndesmose, der typischen Lokalisation des Ermüdungsbruches. Dabei handelt es sich in den meisten Fällen um eine zarte, quere Fissur oder

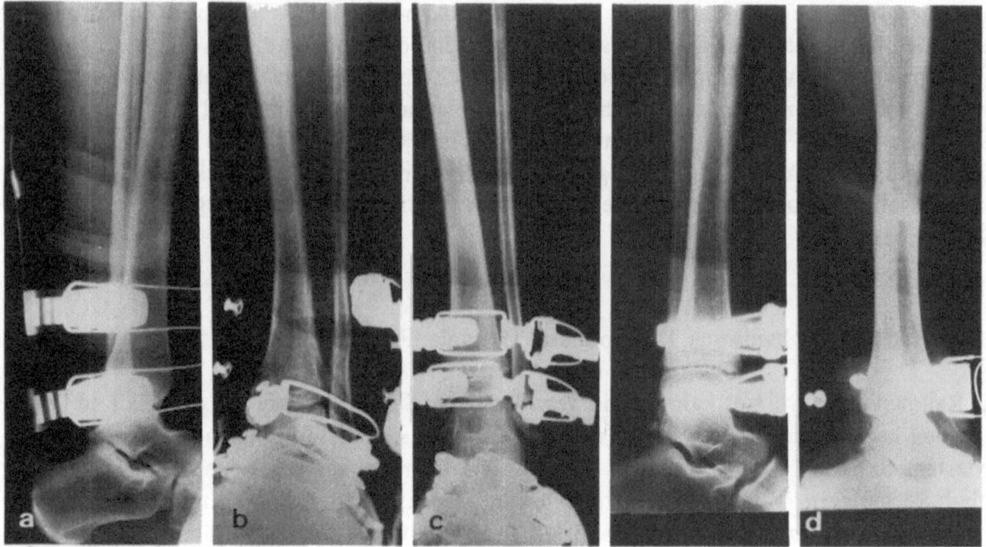

Abb. 17 a-d. a W.G. Unf.-Nr. 3.900/77. 21 a. **b** H.G. Unf.-Nr. 2.894/78. 38 a. **c** Sch. R.
Unf.-Nr. 3.031/78. 10 a (a.p. und seitlich). **d** P.A. Unf.-Nr. 8.851/79. 17 a. Skischuhrand-
Wadenbeinbrüche bei verschiedenen Schuhmodellen, stets in Höhe des lateralen Randes
der äußeren festen Schale

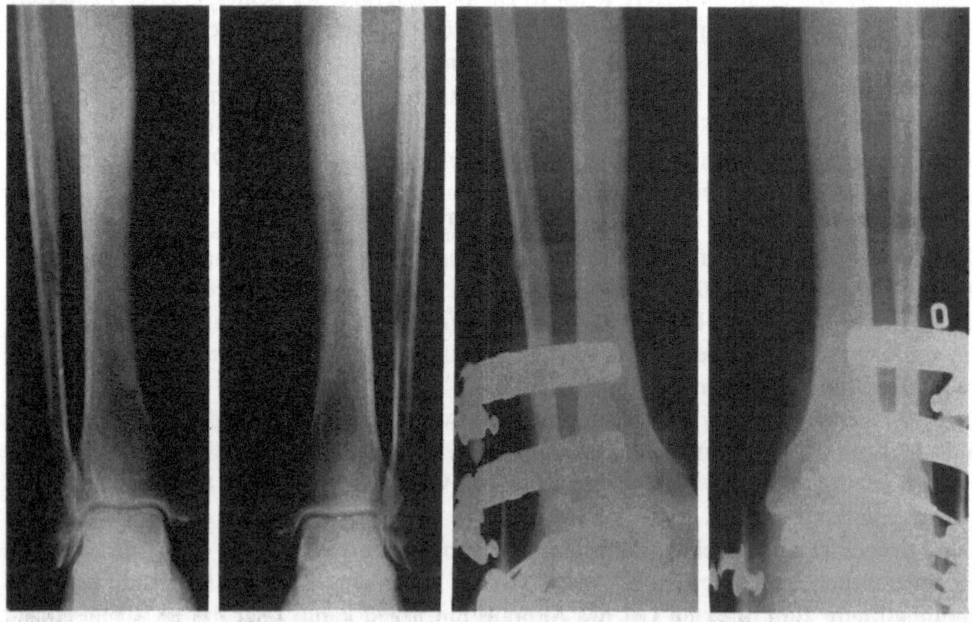

**Abb. 18. G.K. Unf.-Nr. 3.237/75. 28 a. Schuhrandbruch beidseits beim „Figeln" nach
Frontalsturz bei überkreuzten Skiern mit dem Körper über den äußeren Schuhrand hin

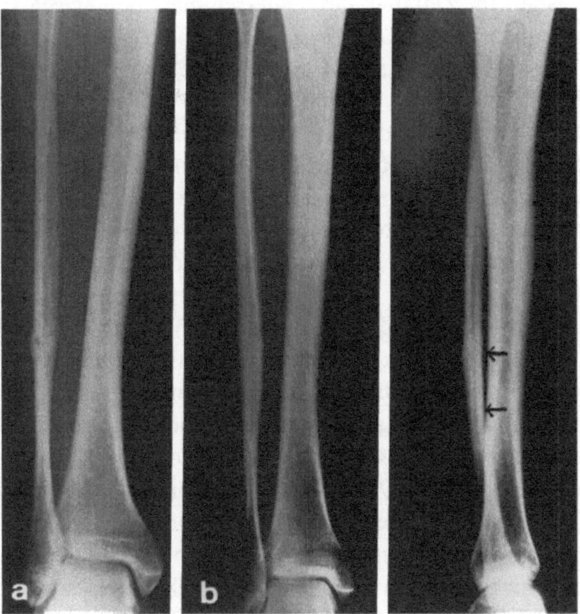

Abb. 19. a G.Ch. Unf.-Nr. 8.647/74. 24 a. Sturz beim Skifahren mit neuerlichem Waden-beinbruch im Bereiche eines bereits abgeheilten Bruches aus dem Vorjahr. **b** C.D. Unf.-Nr. 5.573/75. 34 a. Wadenbeinfissur beim Skifahren in Schuhrandhöhe nach Modellwechsel auf einen niederen Schuh bei Schuhrandfraktur im Vorjahr

einen Schrägbruch, mit von ventral nach proximal dorsal leicht ansteigender Frakturlinie, häufig so zart, daß im ersten Röntgenbild die Fissur nur in Verbindung mit der Klinik di-agnostiziert wird. Der beidseitige Schuhrandbruch beim Sturz nach vorne, mit Kurzskiern oder beim "Figeln" (Firngleiten; alpenländische Skisportart) ist selten (Abb. 18). Zweit-brüche bei neuen Traumen im Intervall von Jahren bei gleichem Skischuhmodell und somit in gleicher Höhe (Abb. 19a) und Wadenbeinbrüche in zwei Etagen nach Skischuhmodell-wechsel wurden beobachtet (Abb. 19b).

Da unverschobene, zarte Fissuren aufgrund ihrer geringen und rückläufigen Beschwerde-symptomatik wohl in einer Vielzahl von Fällen nicht zur ärztlichen Diagnose und Behand-lung kommen, sind heute typische callöse Auftreibungen in Schuhrandhöhe in einem ausge-wählten, sportlichen Krankengut nicht allzu seltene Zufallsbefunde.

5.2 Abgrenzung zum "Schuhrandbruch"

Ein Wandel in der alpinen Skitechnik und eine allgemeine Steigerung des Abfahrtstempos hat eine feste Verbindung zwischen Ski und Schuh gefordert, die beim *Frontalsturzge-schehen* zu neuen Belastungsverhältnissen des unteren Schienbeinendes geführt hat. Es kommt zu einer Umkehr der physiologischen Belastungsrichtung, ist doch das Schienbein in Verbindung mit der Zuggurtungswirkung der Unterschenkelmuskulatur an der Hinter-seite, als Seite größter Druckbeanspruchung, stärker angelegt als an der schwächeren Vorderseite, die unter Frontalsturzbelastung zur Druckseite wird und der unphysiolo-gischen Belastung nicht standhalten kann (Pauwels 1950).

Noch im Zeitalter des Lederschuhes, der häufig zusätzlich mit Schnallen und Riemen schraubstockartig an Ski und Bein fixiert wurde, haben Bernbeck (1960), Frank (1960), Asang (1961), Ahrer (1962) und Clayton (1962) einen supramalleolaren Bruch, den "Schuhrandbruch", beschrieben und Weller u. Valic (1968), Ahrer und Bauer (1969) haben dabei besonders auf den vornehmlich beim Kind vermehrt betroffenen und verletzungsanfälligen metaphysären distalen Schienbeinanteil hingewiesen. In den Jahren des Stilwechsels von der Vor- zur Rücklage hat Van der Linden (1970) einen "Knievorlage- und -rücklagetypus" unterschieden.

War man erst der Meinung, daß der starrandige, frontale Schuhrand als Hypomochlion beim Frontalsturz wirkt und der Bruch immer in dieser Höhe liegt (Bernbeck 1960, Campell 1962, Spademan 1968, Zimmermann u. Nicolic 1969, Van der Linden 1970), so wurde später unter dem Sammelbegriff "tiefer Querbruch" bereits zwischen mehreren Bruchformen und auch Bruchhöhen unterschieden (Ahrer u. Bauer 1969) und insbesondere beim Kind und Jugendlichen von einer subperiostalen Kompressionsfraktur der distalen Schienbeinmetaphyse (Valic u. Novoselac 1970) gesprochen. Nachfolgende Autoren (Renné u. Weller 1975, Korisek 1977, u. a.) haben die Lokalisation des Bruches nicht mehr mit dem vorderen Schuhrand in Verbindung gebracht.

Biegungsbrüche im distalen Unterschenkelschaftdrittel bis -fünftel sind in ihrer Höhe von der Druckspitze des Schuhes an der Schienbeinkante abhängig, die jedoch immer innerhalb des Schaftbaues, tiefer als der obere Rand, häufig in Höhe der obersten geschlossenen Schnalle liegt (Abb. 20). Nur Skistiefel, die mit ihrem oberen Abschluß in Höhe des kleinsten Schienbeinquerschnittes, der ungewollten "Sollbruchstelle", enden, führen an dieser Stelle zu einem maximalen Biegemoment unter Belastung, wie es spannungsoptische Untersuchungen von Karpf u. Friedrich (1976) gezeigt haben. Der den supramalleolaren Biegungsbruch zum Teil begleitende Wadenbeinbruch liegt meist in gleicher Höhe oder distal, seltener etwas proximal davon.

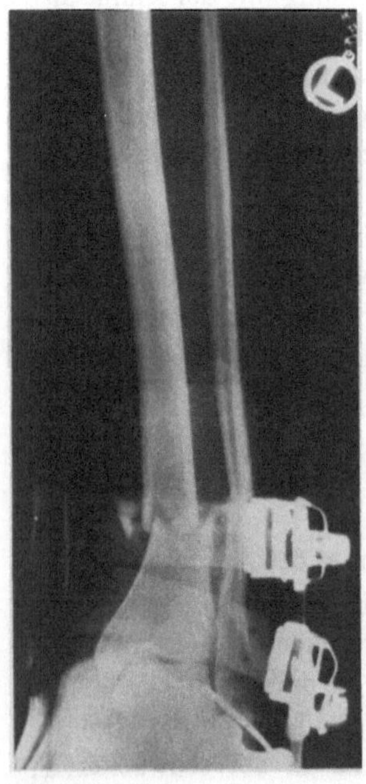

Abb. 20. S.M. Unf.-Nr. 581/76, 28 a. Skisturz mit typischem supramalleolarem Querbruch in Höhe der obersten Schnalle, der größten Schuhdruckspitze

5.3 Der Skischuh

Mit der Entwicklung einer Palette von wohldefinierten und -typisierten Skimodellen mit allgemein verbesserter Drehbarkeit, neuen Gleiteigenschaften und weicherem Kantengriff — 10% Skilängenverringerung bringen etwa 15% Abnahme der nötigen Festhaltekraft und leichter drehbare Skier erfordern bis zu 5mal niedrigere Steuerkräfte als schwerfahrbare (Vogel 1974) — und der ständig perfektionierten Sicherheitsbindung (Mote u. Chung Wai Kwok 1977) mit Bauvorschriften (DIN-Norm 7881), ausgewogenen Einstelltabellen (IAS, DfU, LIPE, PRIS-Empfehlungen) bei wachsendem Verständnis für deren Pflege und kunstgerechte Einstellung vom Konsumenten her, hat sich das Verletzungsrisiko an der unteren Extremität bei typischen Sturzmechanismen von Jahr zu Jahr gesenkt (Gruenagel u. Adloff 1963, Asang u. Schmid 1966, Meyer et al. 1968, Holzinger 1971, Asang 1972, Asang et al. 1973, Wegmüller 1973, Mathoul 1974 et al.). Die Diskussion über weiteren Verletzungsschutz in der Funktionseinheit Ski-Bindung-Schuh hat sich so zunehmend auf den Skistiefel, seine Beschaffenheit, Höhe und Form verlagert (Boder 1957, Figueras 1970, Westlin 1970, Vormdal u. Van der Linden 1971, Pulkowski 1972, Veihelmann et al. 1972, Truchet 1973, Erskine 1974, Frankel 1974, Johnson et al. 1975). Man ist einhelliger Auffassung, daß der *höhere und straff sitzende Skischuh* zur sicheren Führung des Skigerätes in der heute üblichen Fahrtechnik nötig ist, daß er das Sprunggelenk vermehrt schützt und der Ferse ermöglicht, die Steuerkräfte gezielt zu übertragen, die Verletzungsgefahr jedoch auf den Unterschenkelschaft und zum Kniegelenk hin verlagert. Einzig Young et al. (1976) haben keine Vermehrung von Knieverletzungen in den letzten Jahren festgestellt.

Obwohl für den alpinen Skilauf in seiner gegenwärtigen Form eine leichte Dorsalextension im oberen Sprunggelenk nötig ist und so auch der Schuh, sei es rein durch federndes Material oder durch ein eingebautes Gelenk, dies ermöglichen muß — der Skilehrer spricht dabei stets von "Beugung" im oberen Sprunggelenk — hat ein gedämpftes, vollständiges Sperren vor der Sprunggelenksverletzungsschwelle zu erfolgen. Das tatsächliche Extensions-Flexions-Verhältnis im Sprunggelenk reduziert sich beim modernen Schuh dabei auf mindestens 50% des physiologischen Bewegungsausmaßes.

Eine glatte, starre, nicht aufbiegbare und gewartete *Skischuhsohle*, als Anschlußbereich zwischen Schuh und Bindung, ist für die sicherheitstechnische Funktion der Skibindung von wesentlicher Bedeutung. Der Reibungskoeffizient muß nach Vogel (1974) und experimentellen Reihenuntersuchungen von Pulkowski (1973) möglichst niedrig, vor allem aber konstant gehalten werden. Verstärkte Schuhsohlenreibung führt zu erhöhter Unfallgefahr, da die Kraft zu ihrer Überwindung zur Auslösekraft der Bindung addiert werden muß. Eine Erhöhung des Reibekoeffizienten von 0,05 auf 0,15 bedingt bereits eine 80%ige Erhöhung des Bindungsauslösungswertes (Wittmann 1969, Johnson et al. 1975). Die Skischuhsohle und ihr Anschlußbereich wurden so mit Ausnahme der Sohle für den Touren-Skischuh genormt, um allen Sicherheitsbindungssystemen zu entsprechen, da die schuhunabhängige Sicherheitsbindung, etwa durch Einschalten einer Platte zwischen Ski und Schuh, die der Schuhsohle wieder ihre Elastizität zurückgeben könnte, noch in Breitenerprobung steht und nicht Allgemeingut ist. Die industrielle Fertigung von Erwachsenen- und Kinderskischuhen unterliegt also in Deutschland einer gesetzlich verankerten Bauvorschrift (Deutsche Norm: DIN 7800), die auch in Österreich voll erfüllt wird.

Der fast einer "temporären Arthrodese" (Frank 1960) gleich fixierte Fuß erschwert und behindert freies Gehen. Durch den für die neue Technik fest eingebauten oder gelenkartig federnden *Vorlagewinkel* im modernen Skischuh werden zusätzlich der M. quadriceps, die

Wade und die Achillessehne in einen *Dauerstreß* versetzt, und das isometrische Muskelspiel zwischen Streckern und Beugern bringt für das Femoro-Patellargelenk anhaltende, übergroße Druckbelastung (Runzheimer u. Wilhelm 1973, Ott 1974). Das Verweilen in dieser Extremstellung im oberen Sprunggelenk führt jedoch auch während des Skilaufes — und dafür wurde der Schuh ja gebaut — zu einer unphysiologischen Wirbelsäulenbelastung, auf die Platzer (1974, 1975) eindringlich hingewiesen hat.

Der steife Schuh mit Vorlagewinkel führt nicht nur zu beschwerlichem, knieweichen Gang, sondern zwangsläufig zu einer kompensatorischen Hyperlordosierung der Lendenwirbelsäule in Ruhigstellung und zu einer vermehrten Kyphosierung in Abfahrtshaltung. Unsere Wirbelsäule verliert hierdurch ihre typische Krümmung als doppel-S-förmiger Stab und so wesentlich an Federungseigenschaften. Dies geht zu Lasten der Bandscheiben im Lendenwirbelsäulenbereich, bringt jedoch auch ständige Stoßbelastung höhergelegener Organsysteme bis zum Gehirn.

Diese starre Verbindung zwischen Ski und Schuh hat zusätzlich im Bereiche der Fußwurzel, die voll eingesteift wird (Frankel 1974), neben bereits früher aufgetretenen Talushalsfrakturen neue, bisher im alpinen Skilauf nicht festgestellte Sprungbeinbruchformen ausgelöst (Von Deschwanden et al. 1969).

Die übrigen Baubestandteile der Schale, des Innenschuhes, der Verschlüsse, das Styling, vor allem aber auch Schafthöhen-, Form- und Materialwahl sind freier Gestaltung zugänglich.

Innen- und außenseitige Aussteifung des Schuhschaftes hat zu einer wesentlichen Abnahme knöcherner Sprunggelenkverletzungen geführt. Es ist jedoch weitere Aufgabe des Schaftes, als "Knautschzone" zu wirken — etwa mit zusätzlicher Hilfe eines tiefer abschließenden, weichen Innenschuhes und lockerer oberer Randstruktur —, um das angebotene Biegemoment beim Frontalsturz zum Sprunggelenk hin langsam abzubauen. Die Schale muß dabei steif genug sein, um so viel Sturzenergie in kurzer Zeit abzufangen und in Verformungsenergie des Schaftes unter zunehmender Vorlage umzusetzen, daß das letztlich auf den Knochen oder das obere Sprunggelenk in Endstellung einwirkende Moment *unter* das Knochenbruchmoment sinkt. Um all diesen Forderungen gerecht zu werden, muß der Schaft relativ hoch sein, die Aussteifung zum Sprunggelenk hin deutlich größer werden und letztlich auch die "Sollbruchstelle" des Knochens im Bedarfsfall durch das Schuhwerk noch auf den Schaft, und nicht in das Schienbeinplateau verlagert werden. Schließlich ist die schwerste Bruchform im distalen Unterschenkelbereich der gelenkbeteiligende Stauchungsbruch vom Typ Pilon tibial (Rüedi et al. 1968, Bandi 1974).

Nach Gelehrter und Eustacchio (1974) soll neben der Steifigkeit des Schuhes der Schaft mindestens bis zur halben Höhe des Unterschenkels reichen, also einer Innenhöhe von 20 bis 30 cm entsprechen und in seiner direkten Biegebeanspruchung der des Schienbeinknochens bis zum unteren Achtelpunkt möglichst nachgebaut werden. Nach Karpf und Friedrich (1976) reduziert bereits ein Skistiefel, der über das untere Schienbeindrittel reicht, die allein am Schuhrand auftretende frakturierende Querkraft um 50%.

Dabei müssen Höhe und seitliche Neigung des Schuhschaftes in Verbindung mit der Skigeometrie und Höhe der Fußstandfläche in einer optimalen Relation stehen, um eine gleichmäßige Belastungsverteilung auf Innen- und Außenkante bei flachgestelltem Ski und ein störungsfreies, schnelles und kraftvolles, gezieltes Aufkanten beim Steuern zu ermöglichen (Vogel 1976).

Zur bestehenden Bauvorschrift der Schuhsohle und ihres Anschlußbereiches zum Schaft hin, der beschriebenen Bauempfehlung hinsichtlich besseren Verletzungsschutzes beim

Frontalsturzgeschehen, hat sich aus dem *isolierten Wadenbeinschuhrandbruch* heraus eine weitere, seinem Verletzungsschutz dienende *Empfehlung für die Gestaltung des oberen, insbesondere außenseitigen Schuhrandes* hinzugesellt. Er ist häufig zu scharfkantig, nicht unterpolstert und führt durch allzu strengen Abschluß — dies besonders über der Schienbeinkante — nicht selten zu Druckstellen an der Haut, die sich entzünden und zu Osteitiden führen können. Auch thrombotische Beschwerden im Bereiche der Vena saphena magna bei längerem Kanten auf schrägem Hang beim erfahrenen Skiläufer werden berichtet.

Ischämieschmerzen, bei ständig fest geschlossenen Schnallen, haben heute im Pistenskilauf Kälteschmerzen an den Füßen verdrängt, werden teils so stark, daß sie nach einem Sturz Knochenbruchschmerzen vortäuschen und — sollte dies primär auf der Piste vergessen worden sein — nach Klinikeinweisung allein durch das Öffnen der Skischuhschnallen für den Patienten wie durch ein Wunder behoben werden können (Jelinek u. Sellner 1976, Lugger 1977). "Boot-top-pain" ist so allgegenwärtig. Höflin et al. (1976) haben nuklearmedizinisch bei speziell für den Rennlauf hergestellten und somit nur für einige Minuten voll zu schließenden Schuhen, wie sie jedoch auch für den Durchschnittsläufer käuflich sind und benutzt werden, verminderte arterielle Durchblutung und gestörten venösen Abfluß am eingeschnürten Fuß nachgewiesen.

Das Anfängerbein — in neue Ausrüstung gesteckt — ist heute bereits am zweiten Tag des Skilaufes an seiner Schienbeinvorderkante mit Pflasterverbänden und Watteeinlagen in Schuhrandhöhe versehen, denn der Ungeübte versucht im Schuh mit Vorlagewinkel automatisch das Gleichgewicht durch aktives Strecken und Beugen im oberen Sprunggelenk zu halten und führt dabei ständig großflächige Reibebewegungen am Schuhrand durch. Die Scharnierbewegung im Drehgelenk des Schuhes und jene in der physiologischen Bewegungsachse des oberen Sprunggelenkes sind häufig nicht identisch, so daß eine zusätzliche Disharmonie des Bewegungsablaufes zu weiterem Reiz in Schuhschlußhöhe führt (Runzheimer u. Wilhelm 1973). Dies durch koordinierte Bewegungsabläufe in Knie- und Hüftgelenken zu ersetzen, muß erst mühsam erlernt werden.

Der Schuhrand muß also weicher, auch außenseitig unterpolstert gestaltet und im lateralen oberen Schaftanteil, ähnlich der Forderung für den frontalen inneren Festigkeitsaufbau, in begrenztem Ausmaß flexibel gebaut werden, ohne seine seitliche, schützende Stütz- und Steuerfunktion für die Knöchelgabel zu verlieren. Ein Höhertreten des Schuhschaftes zur Mitte des Unterschenkels hin, wie es zur wirkungsvollen Verletzungsvorbeugung gegen das Frontalsturzgeschehen gefordert wurde, wirkt indirekt auch für den Wadenbeinschuhrandbruch verletzungsvorbeugend, da das Wadenbein in diesem Bereich stärker muskulär gepolstert ist. Abschließend sollte hier die Empfehlung von Ulmrich (1976) wiederholt werden, so, wie im Skibau eingeführt und bewährt, auch für einen fuß- und funktionsgerechten Skischuh in L-, A- und S-Ausführung zu sorgen und sich vom Rennsportprodukt zu lösen.

5.4 Krankengut

Seit der Skisaison 1970/71 ist der Wadenbeinschuhrandbruch ein fester Bestandteil in der Vielzahl "typischer Skiverletzungen" im Unterschenkelbereich geworden. Die Frequenz war bis zur Saison 1975/76 ansteigend, sie ist seither wiederum rückläufig, jedoch im Vergleich zur Gesamtzahl der Skiverletzungen (Tab. 1) prozentual gleichbleibend.

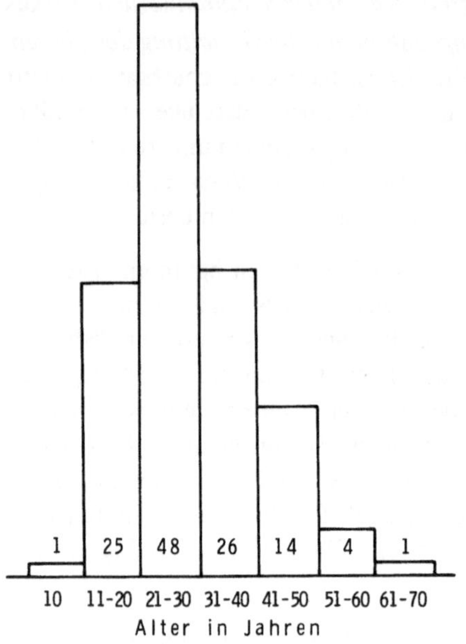

Abb. 21. Altersverteilung der Wadenbein-schaftbrüche in Schuhrandhöhe 1970/71 –1979

Tabelle 2. Wadenbeinschaftschuhrandbrüche

Saison	Durchschnitts-bruchhöhe in cm
1970/71	9,50
1971/72	9,75
1972/73	9,15
1973/74	12,20
1974/75	12,75
1975/76	11,35
1976/77	12,08
1977/78	12,80
1978/79	12,60

Von 119 Betroffenen waren 76 (64%) männlichen und 43 (36%) weiblichen Geschlechts. Der jüngste Patient war 10, der älteste 63 Jahre alt (Abb. 21).

Die Durchschnittshöhe des Bruches hat sich — am Röntgenbild vom Sprunggelenkspalt zum Bruch hin gemessen — von 9,5 cm in der Saison 1970/71, seit 1973/74 zwischen 12,2 cm und 12,8 cm Bruchhöhe eingependelt (Tab. 2).

Von den Frakturen waren 81,8% unverschobene Fissuren, 14,8% nur um Corticalisbreite und 3,4% um Viertel- bis Drittelschaftbreite disloziert.

Betrug in der Skisaison 1974/75 der Prozentsatz der knöchernen Verletzungen im Unterschenkel- und Sprunggelenkbereich für den isolierten Wadenbeinschaftbruch 2,5%, so hat er sich in der Saison 1978/79 auf 2,4% unbedeutend gesenkt. Die so augenscheinlich verringerte Fallzahl ist proportional dem deutlichen Rückgang an knöchernen Skiverletzungen im unteren Extremitätenbereich. Da in der Skisaison 1978/79 von den Liften und Seilbahnen eine ansteigende Beförderungsfrequenz berichtet wird, also die Abfahrtsleistung der Skifahrer unseres Einzuggebietes eher zu- als abgenommen hat, ist dieser *Gesamtrückgang* ein sichtbarer Erfolg im Bemühen, das Verletzungsrisiko unseres "Weißen Sports" eindrucksvoll zu senken. Dieses erfreuliche Ergebnis ist auf die langjährige Zusammenarbeit von Skitraumatologen, Sportartikelerzeugern, Skischulen und Medien, auf regulierende behördliche Maßnahmen und nicht zuletzt auf die zunehmend umsichtigere Sportausübung durch den Freizeitskifahrer selbst zurückzuführen.

6 Der Wadenbeinbruch der Unterschenkelfraktur

Dem Bruch des Wadenbeinschaftes wird in der praktischen Traumatologie umso mehr Augenmerk zugewandt, je näher er der Syndesmose liegt und hier in Funktionseinheit mit den knöchernen Anteilen und dem Bandapparat des oberen Sprunggelenkes zu sehen ist. Dies gilt auch für den hohen Wadenbeindrehbruch mit Sprengung der Sprunggelenkgabel. Anatomische Rekonstruktion der Gelenkverhältnisse, absolute Wiederherstellung von Länge, Rotation und Lage zur Schienbeinincisur sind bei diesen sprunggelenkbeteiligenden Verletzungen unwidersprochenes therapeutisches Ziel (Willenegger 1961, Weber 1966, u.a.). Die operative Mitversorgung des äußeren Pfeilers bei distalen intraartikulären Stauchungsbruchformen hat sich ebenfalls bewährt (Rüedi et al. 1968, Rüedi 1973).

Auch die seltener auftretende Verrenkung oder der Verrenkungsbruch des Wadenbeinköpfchens aus seiner Bandverankerung unterhalb der Schienbeinkopfaußenseite stören, ähnlich dem dislozierten Wadenbeinköpfchenspitzenabriß, Stabilität und Mechanik des Kniegelenkes, so daß hier ebenso die anatomische Wiederherstellung der Gelenkverhältnisse angestrebt wird (Burri u. Rüter 1975).

Kaum Interesse wird hingegen dem Bruch des Wadenbeines bei zusätzlich vorliegendem Schienbeinschaftbruch beigemessen, konzentriert sich doch das Hauptaugenmerk dabei auf die Schienbeinversorgung, auf seine achsengerechte, schnellstmöglich voll belastbare Wiederherstellung ohne wesentliche Verkürzung. Dieses "pflichtgemäße Übersehen" des Wadenbeinkörpers zur Diagnose und Therapie begründet sich in der allgemeinen Auffassung der gängigen Handbuchliteratur (Rehn 1965, De Palma 1970, Weber u. Čzech 1973, O'Donoghue 1976, u. a.), im Wadenbein vornehmlich ein Muskelansatzgebilde ohne mittragende Funktion zu sehen und ihm höchstens gelegentliche Bedeutung zur Stabilisation eines Schienbeintrümmerbruches bei schlechtesten lokalen Weichteilverhältnissen beizumessen (Anderson 1971).

Leach (1975) weist darauf hin, daß die knöcherne Mitverletzung des Wadenbeines allgemein für eine stärkere Gewalteinwirkung und somit ernstere Traumatisierung des Weichteilgewebes spricht; daß dadurch der Gesamtheilungsverlauf wesentlich beeinflußt wird.

Durch die in Kap. 3 aufgezeigten, geänderten mechanischen Vorstellungen bestärkt und nach Durchsicht des einschlägigen, unfallchirurgischen Innsbrucker Krankengutes der letzten 6 Jahre weiter davon überzeugt, sollte auch dem begleitenden Wadenbeinbruch stets ein "gezielter Blick" geschenkt werden, besitzt er doch *"individuellen Bruchcharakter"*, der erkannt und letztlich in das therapeutische Vorgehen miteingebaut werden muß.

"Le péroné: cet oublié des fractures de jambe" (Vidal et al. 1975), ein provokativer Ausruf zur unbeachteten, ja vergessenen Wadenbeinfraktur, sollte mit "le tibia et le péroné: ces deux associés des fractures de jambe" (Schien- und Wadenbeinbruch: partnerschaftlich miteinander verbunden) beantwortet werden!

6.1 Das Heilungsbild

Das Wadenbein heilt üblicherweise bei Unterschenkelbrüchen als *"Verletzung des kleinen Bruders unter dem Schutz des großen"* unbeachtet, durch Manipulationen bei Repositions-

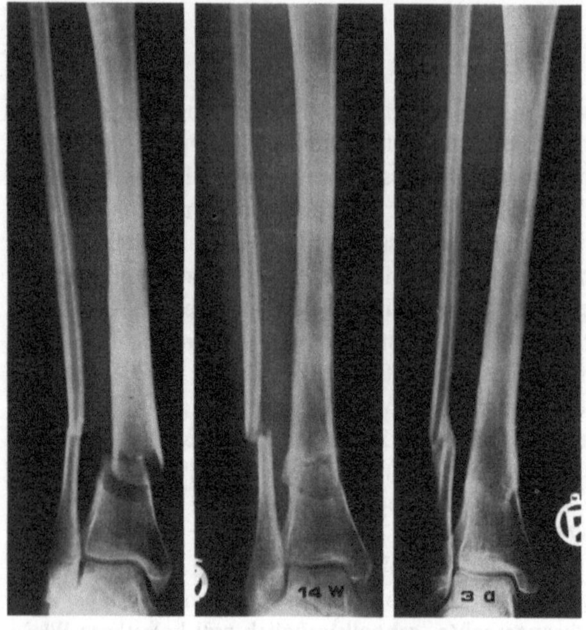

Abb. 22. S.I. Unf.-Nr. 4.658/
74. 24 a. Skiunfall, supramalleolarer Schrägbruch, Extension
und Gipsbehandlung mit Gesamtfixation von 4 Monaten. Festigung des Wadenbeines mit
Verschiebung um volle Schaftbreite ohne Sperrwirkung bei
nachfolgendem Achsenausgleich

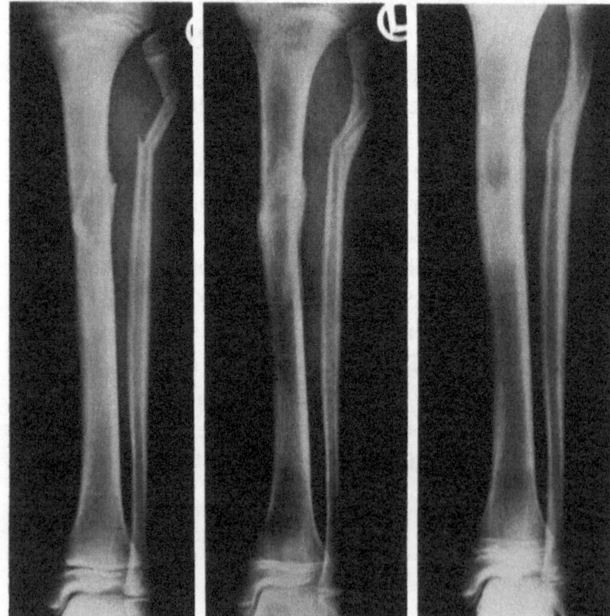

Abb. 23. S.K. Unf.-Nr. 26.079/
76. 13 a. Skisturz, proximaler
Unterschenkelbruch mit Wadenbeinstückbruch, Extensions- und
Gipsbehandlung für 10 Wochen,
Röntgenkontrollen nach 4 Monaten und 1 Jahr. Das verkippte
proximale Wadenbeinschaftstück
hat sich wieder anatomisch eingestellt

manövern nicht weiter beeindruckt, unverschoben oder mit Verschiebung um Corticalis-
bis Schaftbreite innerhalb weniger Wochen komplikationslos knöchern ab. Es schickt
frühzeitig Callusfahnen von Fragment zu Fragment, festigt sich und korrigiert seine Achse
(Abb. 22). Selbst ausgeprägte Stück- und Trümmerbrüche sind davon nicht ausgenommen.

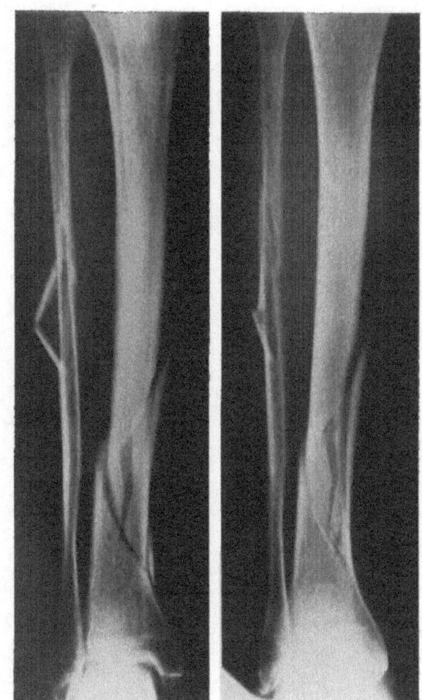

Abb. 24. H.K. Unf.-Nr. 6.841/78. 57 a. Skiunfall, Unterschenkeldrehbruch mit Wadenbeindrehtrümmerbruch in Schaftmitte, anatomische Adaptation der Wadenbeinsplitter innerhalb der ersten 2 Wochen unter Extension

Sie stellen sich unter Extensionsbehandlung des Unterschenkels in ihrer Gesamtachse ein und korrigieren dabei bei intakter fibulo-talarer proximaler und distaler Kapsel-Bandstruktur inkongruente proximale oder distale Gelenkverhältnisse (Abb. 23). Des weiteren legen sich abstehende Dreh- und Biegungskeile im Streckverband wieder an (Abb. 24).

Subcapitale, auch suprasyndesmale, lange, häufig um Schaftbreite verschobene, und verkippte Drehbrüche mit in den Weichteilen steckenden Bruchenden können verzögerte Heilung zeigen, ohne jedoch letztlich die Gesamtwiederherstellungszeit des Beines oder die Qualität des Endergebnisses weiter zu beeinträchtigen, und festigen sich so zum Teil *später* als das Schienbein (Abb. 25). Die Mitverletzung des subcapital und nahe am Knochen vorbeiziehenden Nervus peronaeus ist bei Drehbrüchen selten, bei der Kontusionsverletzung durch direktes Trauma wesentlich häufiger.

Abgesprengte Bruchkeile füllen sich bei erhaltenen Periostresten, auch wenn sich die Hauptfragmente nur randständig und unvollkommen berühren, überraschend schnell auf, wie dies Abb. 26 zeigt.

Im Gegensatz zu den übrigen Röhrenknochen bieten die Stückbrüche des Wadenbeines kaum verzögerte Festigung (Abb. 27). Trümmerbruchzonen bauen sich innerhalb weniger Wochen durch (Abb. 28). Die *vollständige musculäre Einscheidung* des Knochens und somit seine zirkuläre Ernährungsmöglichkeit sowie die lokale Ruhigstellung in der Trümmerzone durch *indirekte Schienung* eines kunstgerecht fixierten Schienbeines sind die Voraussetzungen dieses günstigen, wadenbeinspezifischen Heilungsverhaltens.

Auf Diastase ohne Teilfragmentberührung bei voller Unterbrechung des Periostschlauches reagiert auch das Wadenbein sensibel. Das Schienbein kann dabei als *"Sperrknochen"* eine Diastase aufrechterhalten, also ein physiologisches Zusammenrücken verhindern und so das

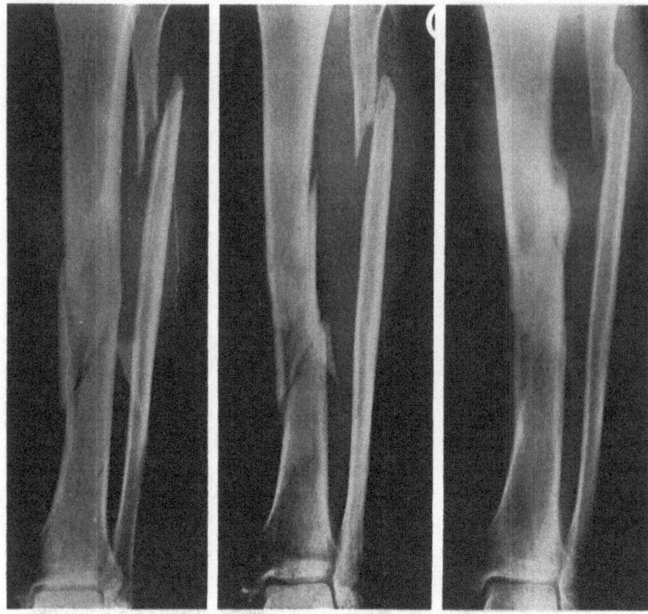

Abb. 25. P.P. Unf.-Nr. 25.150/74. 33 a. Skiunfall, Unterschenkeldrehbruch mit hohem, stark verschobenen Wadenbeindrehbruch, Streckverband und Oberschenkelgipsfixation von 14 Wochen. Voller Durchbau von Schien- und Wadenbeinbruch nach 1 Jahr

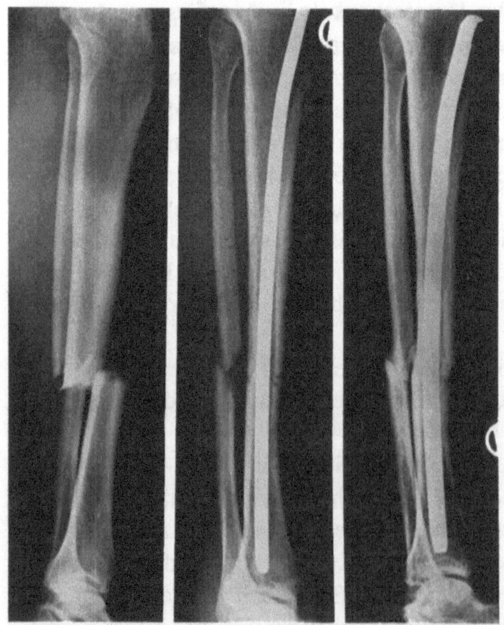

Abb. 26. M.J. Unf.-Nr. 5.249/74. 35 a. Verkehrsunfall, geschlossener Unterschenkelquerbruch, Schienbeinmarknagelung, Röntgenkontrolle nach 1 1/2 Jahren mit wiederaufgefülltem Wadenbeindefekt

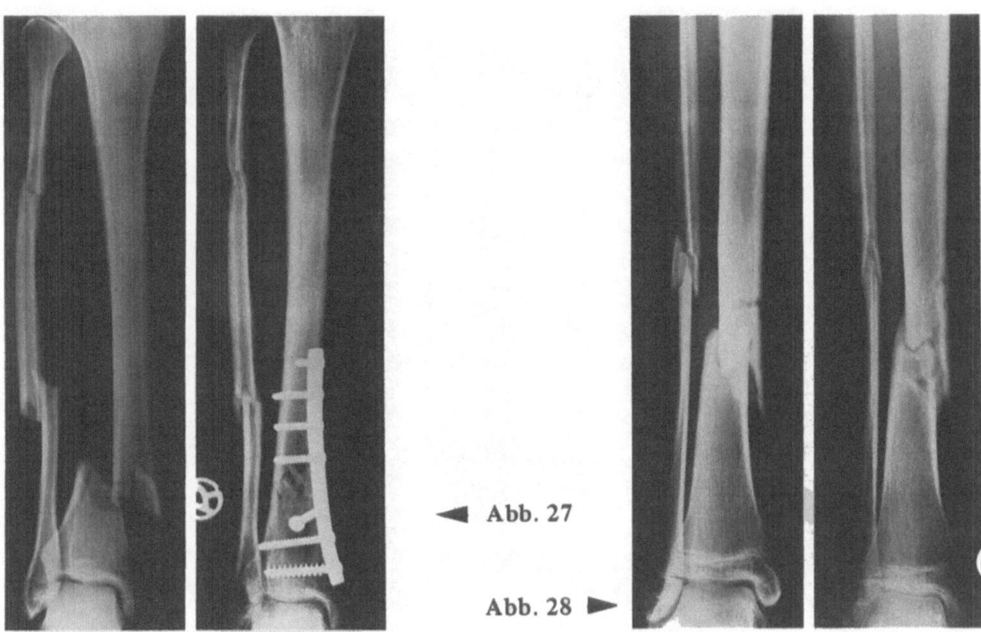

Abb. 27. B.R. Unf.-Nr. 28.286/76. 33 a. Verkehrsunfall, offener supramalleolarer Unterschenkelbruch mit Wadenbeinschaftstückbruch, Druckplattenosteosynthese am Schienbein. Röntgenkontrolle nach 6 Monaten mit knöcherner Festigung des Wadenbeines

Abb. 28. M.N. Unf.-Nr. 15.302/75. 14 a. Verkehrsunfall, Unterschenkelfraktur mit fibularer Trümmerzone. Konservative Behandlung im Streck- und Gipsverband für 12 Wochen. Deutliche Callusfahne bereits nach 3 Wochen und Festigung nach Gipsabnahme

Wadenbein in eine überaus ungünstige Heilungssituation bringen, wobei selbst hier Diastasen von mehreren Millimetern letztlich innerhalb von Monaten bis Jahren bei zeitgerechter Schienbeinheilung überbrückt werden und so ein diskreter, doch anhaltender Wachstumsreiz an den vitalen Bruchenden über lange Zeit hin bestehen bleibt (Abb. 29).

Ein Wadenbein heilt nur in seltensten Fällen bei primärer Diastase, möglicherweise auch massiver Weichteilinterposition, unter zeitgerechter Schienbeinbruchheilung pseudarthrotisch ab. Offene Frakturen sind hier stärker belastet als geschlossene, und operativ versorgte Unterschenkelbrüche häufiger betroffen als konservativ anbehandelte (Tab. 5, S. 5). Es zeigt sich hier, daß meistens monatelang eine Abgrenzung zur verzögerten Heilung kaum möglich ist, da primär anscheinend pseudarthrotisch verbleibende Wadenbeinbrüche, die oft bereits gelenkähnliche Strukturen aufweisen, sich bis zu einem Zeitraum von 4 Jahren letztlich noch voll knöchern konsolidieren können (Abb. 30). Prädisponiert zeigt sich hier das Wadenbein, wenn die Bruchenden langsam aneinander vorbeigleiten, etwa bei einer markgenagelten, langsam sich setzenden Schienbeinfraktur mit anhaltender Scherbelastung und Kreiselbewegung ohne Druckkomponente.

Das Entfernen von Knochensplittern bei offenen Frakturen bewirkt, insbesondere bei osteosynthetischer Versorgung des Schienbeines, fast immer eine verzögerte Wadenbeinfestigung, wobei sich hier das Bild einer inaktiven Pseudarthrose innerhalb von Jahren ändern und sich so letztlich ein sehr aktives pseudarthrotisches Geschehen, das meist mit Schmerzen verbunden ist, ausbilden kann (Abb. 31).

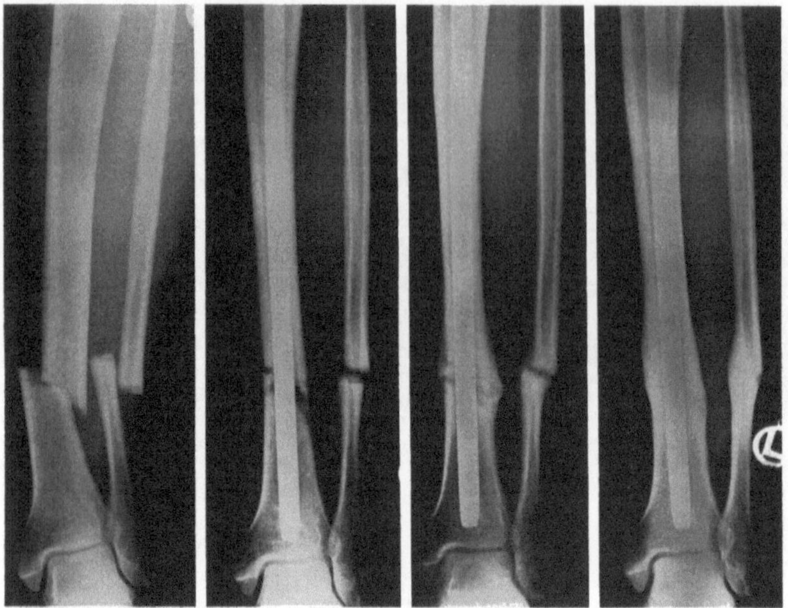

Abb. 29. P.A. 1.071/75. 28 a. Skiunfall, Unterschenkelquerbruch, Schienbeinmarknagelung bei leichter Diastase von 3 mm am Wadenbein. Oberschenkelgehgipsverband für 6 Wochen. Knöcherne Festigung des Schienbeines nach 6 Monaten bei verzögerter Bruchheilung am Wadenbein ohne subjektive Beschwerden. Voller knöcherner Durchbau auch des Wadenbeines nach 15 Monaten

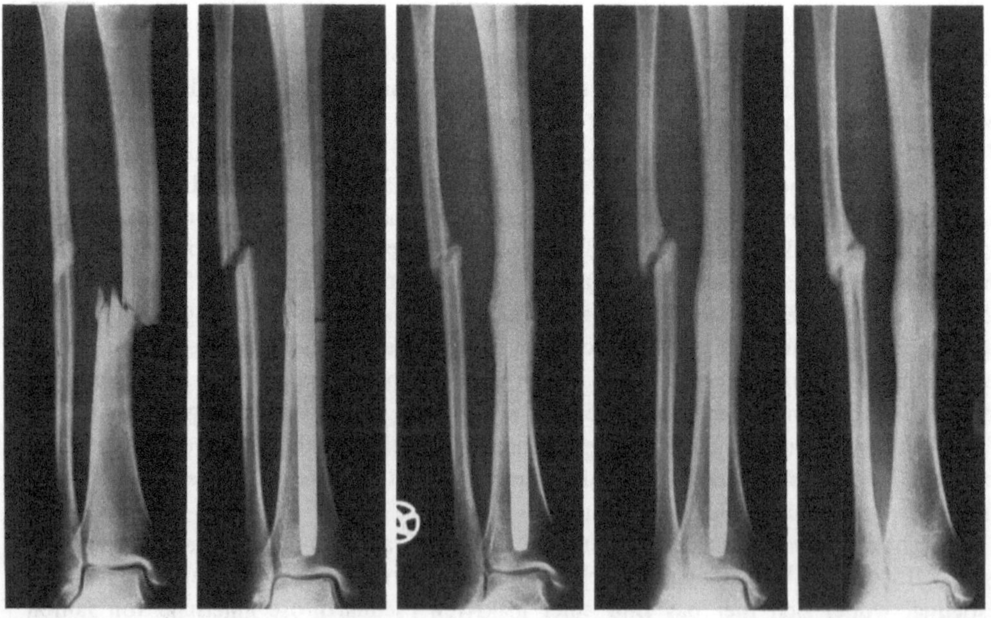

Abb. 30. (Legende s. nächste Seite)

◄ **Abb. 30.** R.H. Unf.-Nr. 22.215/75. 18 a. Als Fußgänger von PKW angefahren worden. Gedeckte, dünne Schienbeinmarknagelung bei diskreter Diastase am Wadenbein. Beginnende Überbrückung des Schienbeines und leichtes Einstauchen des Schienbeinbruches nach 7 Monaten. Beginnende Falschgelenkbildung des Wadenbeines nach 13 Monaten, straffe Pseudarthrose nach 2 1/2 Jahren. Keine besonderen Beschwerden, weiterer voller knöcherner Durchbau noch möglich

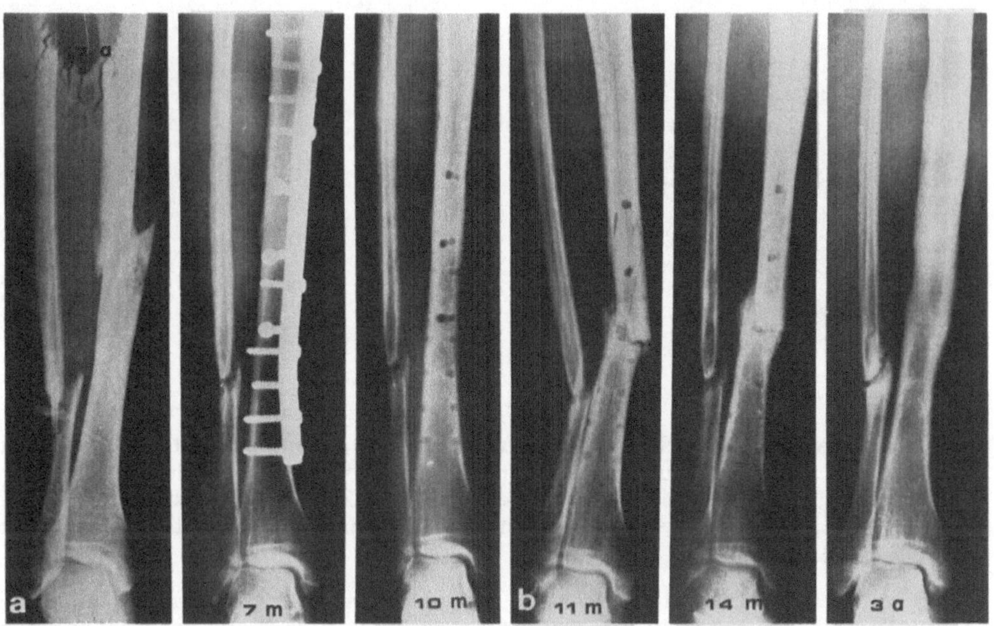

Abb. 31 a,b. K.A. Unf.-Nr. 6.479/74. 17 a. a Skiunfall, geschlossene Unterschenkeldrehfraktur. Offene Reposition mit breiter 14-Loch-Platte und Zugschrauben, Metallentfernung nach 10 Monaten; nur beginnende callöse Überbrückung des Wadenbeines, Wundinfekt. b Refraktur 1 Monat später, konservative Weiterbehandlung nach Reposition im Gehgipsverband für 3 Monate, Abklingen des Infektes, Verbleiben eines Wadenbeindefektes. Weiterer knöcherner Durchbau und zunehmende Belastbarkeit, doch auch zunehmende Schmerzen im Bereich des Wadenbeines bei Anspannen der Wadenmuskulatur. Ausbildung einer aktiven Pseudarthrose des Wadenbeines

Das Entfernen größerer Schaftanteile, etwa bei offenen Trümmerfrakturen, führt zu Defektpseudarthrosen, häufig in zusätzlich schwer weichteilgestörten Extremitäten und bedingt an sich keine weitere Beeinträchtigung der Beinfunktion (Abb. 32).

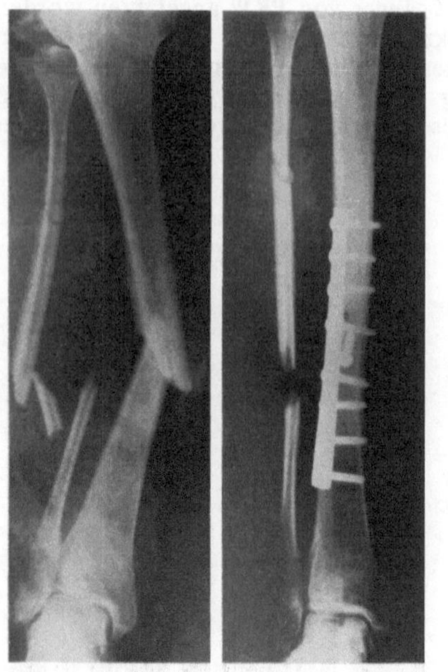
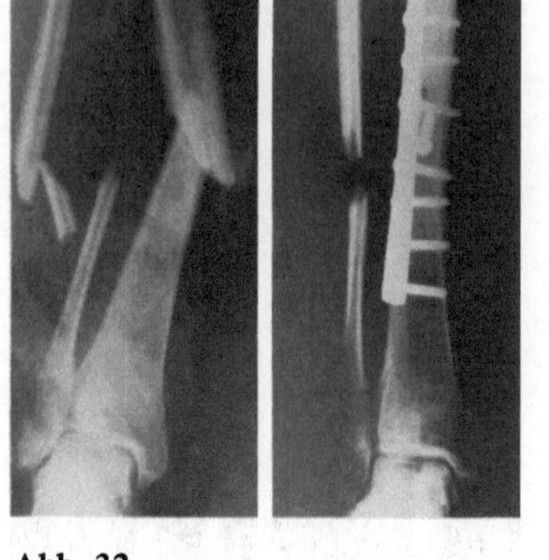

Abb. 32

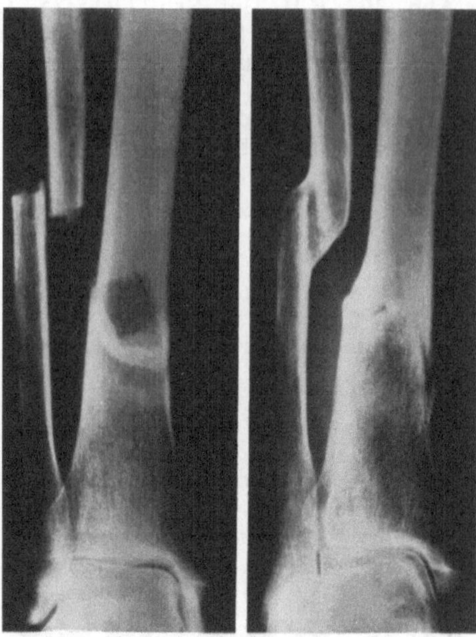

Abb. 33

Abb. 32. N.A., Unf.-Nr. 9.963/78. 40 a. Verkehrsunfall, zweitgradig offener Unterschenkelbruch mit Dreietagenbruch am Wadenbein und Lösung des distalen intermediären Fragmentes aus seinen Weichteilen. Offene Reposition, Zugschrauben- und Druckplattenosteosynthese, Entfernung des denudierten Wadenbeinschaftfragmentes. Röntgenkontrolle nach 4 Monaten

Abb. 33. W.M. Unf.-Nr. 15.565/70. 38 a. Verkehrsunfall, Polytrauma. 8 Jahre später Kontrolle nach mit beträchtlicher Verkürzung verheilter, konservativ behandelter Unterschenkelfraktur. Nur am Wadenbein ist die Verkürzung voll einschätzbar

6.2 Diagnostische Bedeutung

Das Wadenbein ist bei gut zentrierter Röntgenaufnahme ein wertvoller *Verkürzungs- und Verlängerungsindikator* (Abb. 33). Es lassen sich an ihm die Längenverhältnisse bei konservativer wie operativer Bruchbehandlung wesentlich leichter ablesen als am Schienbein. Die Bruchflächen sind hier schärfer gezeichnet, die korrespondierenden Kanten so sicherer feststellbar, und das Heilungsfeld ist, vor allem in der a.p. -Röntgenaufnahme, nicht durch eingebrachtes Metall verdeckt, wie es häufig beim Schienbein der Fall ist. Bei Trümmerbrüchen des Schienbeines, bei denen etwa in operativer Rekonstruktion Länge verlorengeht, oder bei denen es bei konservativer Bruchbehandlung zu größerer Knochenresorption kommt, wird das Wadenbein zum unbestechlichen Maßstab im Röntgenbild für die zu erwartende und später tatsächlich vorliegende Beinlänge. Die Resorption am muskulär voll eingehüllten Wadenbein ist dabei immer unbedeutend und vernachlässigbar.

Das Wadenbein kann zum *"warnenden Finger der knöchernen Schienbeinheilung"* werden, es festigt sich üblicherweise — wie bereits ausgeführt — wesentlich schneller und nur

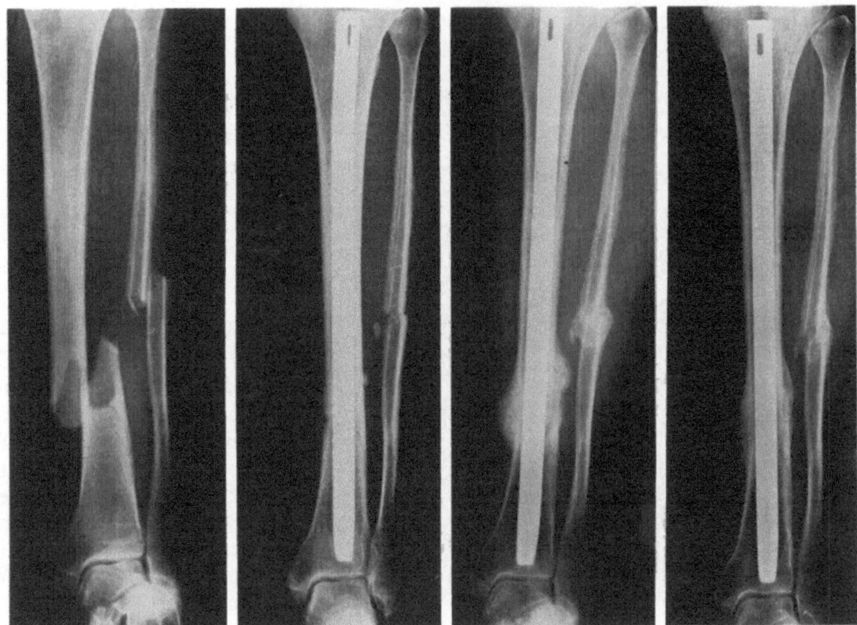

Abb. 34. P.St. Unf.-Nr. 14.126/74. 52 a. Verkehrsunfall, Schädelhirntrauma und offener Unterschenkelquerbruch, gedeckte Marknagelung, gipsfreie Belastung nach 4 Wochen. Zunehmende Instabilität an Schien- und Wadenbein, zusätzlich Oberschenkelgipsverband für weitere 8 Wochen. Voller knöcherner Durchbau nach 9 Monaten

bei besonderer Lage und Form des Bruches, etwa beim subcapitalen Drehbruch, zeitgleich mit dem Schienbeinbruch oder etwas später. Das typische callöse Heilungsbild, anfänglich etwas periostal unruhig (hazy), weist mit bemerkenswerter Feinheit auf die Heilungspotenz des knöchernen Gesamtsystems, also auch des Schienbeines hin. Ein sich verzögernd festigendes Wadenbein, das aus seiner Fragmentstellung heraus zeitgerecht abheilen müßte, läßt auch eine verzögerte Festigung des Schienbeinbruches erwarten, ein nicht unbedeutender Hinweis bei der Beurteilung des knöchernen Festigungsvorganges einer callusmanschettenarmen oder gar -freien osteosynthetischen Schienbeinerstversorgung.

Dies leitet auf die Funktion des Wadenbeines als feinen *Instabilitätsindikator* über. Große Callusmassen deuten auch am Wadenbein, insbesondere bei ausgeschalteter muskulärer Überbeanspruchung, auf instabile Versorgung am Schienbein hin; wiederum ein überaus wertvoller Hinweis bei operativer Bruchbehandlung (Abb. 34). Durch frühzeitiges Erkennen einer Instabilitätskomplikation am Wadenbein kann so durch noch rechtzeitige weitere Entlastung oder Zugabe einer äußeren Fixation der Wettlauf zur knöchernen Festigung oft ohne Reosteosynthese gewonnen werden.

Kommt es nun durch übergroße, anhaltende Mobilität, etwa ein ständiges Übereinanderhinweggleiten der Bruchflächen, zur Wadenbeinfalschgelenkbildung, so stört sie ihrerseits neben einer durch Schmerzen herabgesetztem muskulären Aktivität die gerade in Grenzfällen für das operierte Schienbein so wertvolle Rahmenstabilität (Abb. 35).

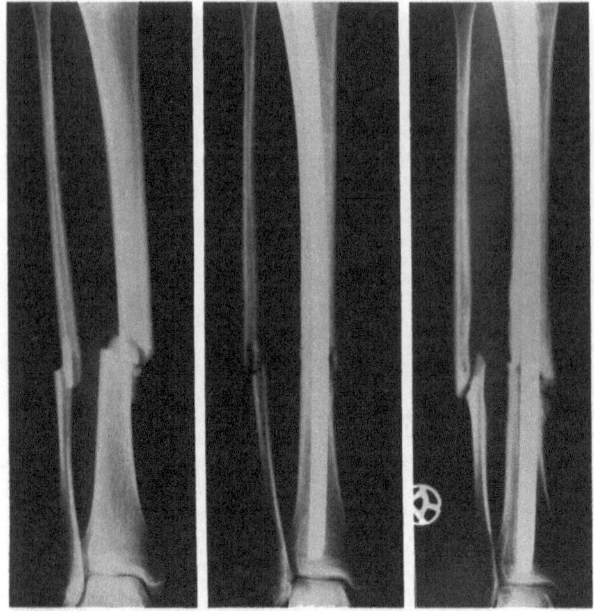

Abb. 35. St.Ch. Unf.-Nr. 3.885/ 77. 20 a. Skiunfall, Unterschenkelquerbruch, offene Schienbeinmarknagelung, zunehmende Instabilität und Wadenbeinpseudarthrose mit leichter Verkürzung, Marknagelwechsel nach 8 Monaten, mit nachfolgendem knöchernen Schienbeindurchbau bei verbleibender Wadenbeinpseudarthrose

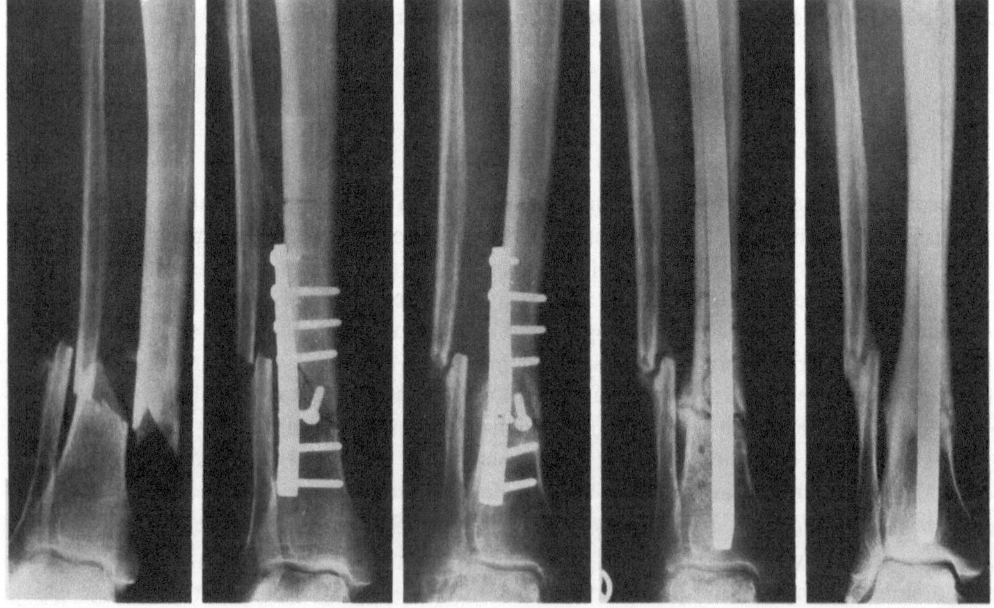

Abb. 36. G.F. Unf.-Nr. 6.302/74. 63 a. Verkehrsunfall, erstgradig offener, supramalleolarer Unterschenkelquerbruch. Primäre Plattenosteosynthese am distalen Hauptfragment, sofortige Ausbildung eines Instabilitätscallus an der Lateralseite des Scheinbeines, verzögerte Callusbildung am Wadenbein mit beginnender Abdeckelung seiner Bruchenden. Plattenbruch, Metallentfernung und Marknagelung nach 5 Monaten, voller Durchbau nach 3 Jahren

Verzögerte Wadenbeinbruchheilung, die an den beginnend sklerosiert anmutenden Enden mit ungewöhnlich wolkiger zarter Callusbildung auf einen schleichenden Infekt verdächtig ist, – meist bei Plattenosteosynthesen an der distalen Schaftviertelgrenze gelegen – weist auf eine bedenkliche und früh korrekturbedürftige Heilungsstörung des Schienbeinbruches hin, wie dies in Abb. 36 noch zusätzlich durch einen deutlichen Instabilitätscallus am Schienbein unterstrichen wird.

Die *Sperrwirkung* des Wadenbeines bei direkter Berührung und Verzahnung seiner Bruchflächen unter gleichzeitiger Distraktion oder zumindest Druckverringerung im Bereiche des gebrochenen Schienbeines bei konservativer Bruchbehandlung, aber auch bei Schienbeinmarknagelung, kann zu verzögerter oder ausbleibender Schienbeinbruchheilung führen (Abb. 37). Dies hat zum Begriff "Sperrknochen" geführt (Brandt 1959), gegen dessen Wirkung sich die klassische Empfehlung konservativer Knochenbruchbehandlung (Böhler 1957) richtet, eine geringgradige Seitverschiebung und Verkürzung am Wadenbein anzustreben. Eine fragliche, funktionell ins Gewicht fallende Sperrwirkung eines vorzeitig abheilenden, kongruent gestellten Wadenbeinbruches läßt sich an einer *bogenförmigen Verkrümmung des Wadenbeinkörpers* oder an einem Höhertreten des Wadenbeinköpfchens – am besten durch Vergleichsröntgenaufnahmen mit der unverletzten Gegenseite – nachweisen. Das Schienbein wird hier nicht nur unter Distraktionsspannung, sondern bei einer leichten dislocatio ad peripheriam zusätzlich unter Torsion gestellt, die wiederum durch die muskuläre Verbindung zum Schienbein hin nach Brandt (1937) Drehkräfte im Schienbeinbruchspalt erzeugt und so neben störenden Scherkräften durch rotatorisches Reiben einen zeitgerechten Festigungsvorgang beeinträchtigt.

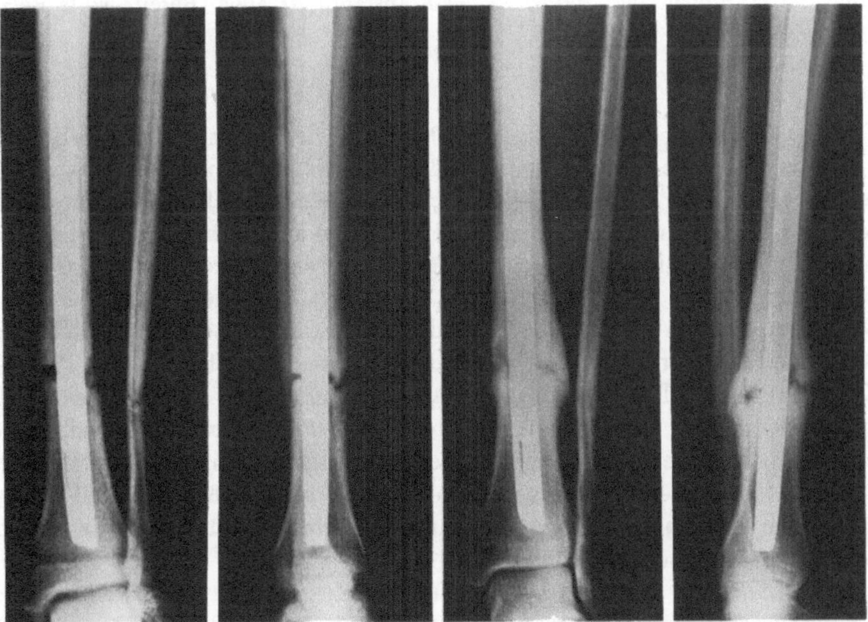

Abb. 37. K.R. Unf.-Nr. 7.902/77. 19 a. Verkehrsunfall, Unterschenkelquerbruch an der distalen Schaftdrittelgrenze, gedeckte Schienbeinmarknagelung, leichte Valgusfehlstellung und Diastase des Schienbeines bei Verkeilung des Wadenbeinschaftes in sich mit Einwärtsknicken (keine Ausbauchung). Verzögerte Heilung nach 1 1/2 Jahren ohne subjektive Beschwerden bei voller Belastbarkeit

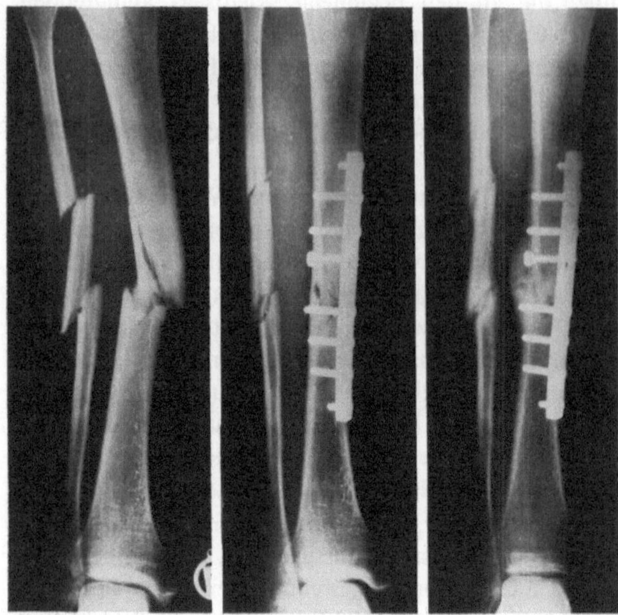

Abb. 38. G.H. Unf.-Nr. 14.503/77. 33 a. Verkehrsunfall, als Fußgänger von latero-dorsal angefahren. Schienbeinquerbruch mit Biegungskeil und Wadenbeinstückbruch. Primäre Zugschrauben- und Plattenosteosynthese und Spongiosaanlagerung nach Splitterentfernung. Satter Einbau der Spongiosa, kein Instabilitätscallus. Bereits volle Belastbarkeit. „Stückfraktur des fibularen Typs"

Nicht unerwähnt soll die *forensische Bedeutung* des Wadenbeines bleiben, insbesondere in der Rekonstruktion der Zusammenstoßphase eines komplexen Verkehrsgeschehens. Begleitende Quetschverletzungen, Durchspießungen, Weichteilschäden in Unterhautbindegewebe und Muskulatur, die bei intaktem Hautmantel am Lebenden oft erst während einer nachfolgenden operativen Versorgung diagnostiziert werden können, sind so im Unfallerstbefund wie in den Verlaufsprotokollen und Operationsberichten festzuhalten (Zanaldi 1967). Des weiteren ist auch die Höhe des Bruches in der Befundung des Röntgenbildes zu vermerken, da, trotz der bereits aufgezeigten Streubreite bei direkter Traumatisierung (Kap. 4), grundsätzlich der Knochenbruch aussagekräftiger als der Weichteilschaden ist (Patscheider 1963). Dabei ist zu beachten, daß der Wadenbeinbruch bei direkter Stoßverletzung des Schienbeines wegen dessen bandartiger Verbindung zum Wadenbein beträchtlich höher oder tiefer liegen kann, wie dies beim Fußgängerunfall mit typischem Stückbruch des tibialen Typs mit Ausbruch eines großen, mittleren Schienbeinschaftfragmentes häufig zu sehen ist (Weinreich 1979).

Die *Stückfraktur des fibularen Typs* (Abb. 38) ist durch ein ausgebrochenes Wadenbeinschaftfragment und einen etwa auf gleicher Höhe gelegenen korrespondierenden Schienbeinbruch mit oder ohne Biegungskeil gekennzeichnet. Diese Bruchform gestattet Rückschlüsse auf Unfallkonstellation und Anstoßrichtung von lateral oder latero-dorsal her.

Im übrigen lassen jedoch Lokalisation, Form und Ausdehnung von Biegungskeilen am Wadenbein allein nie einen ausreichenden Rückschluß auf das Unfallgeschehen zu, wohl

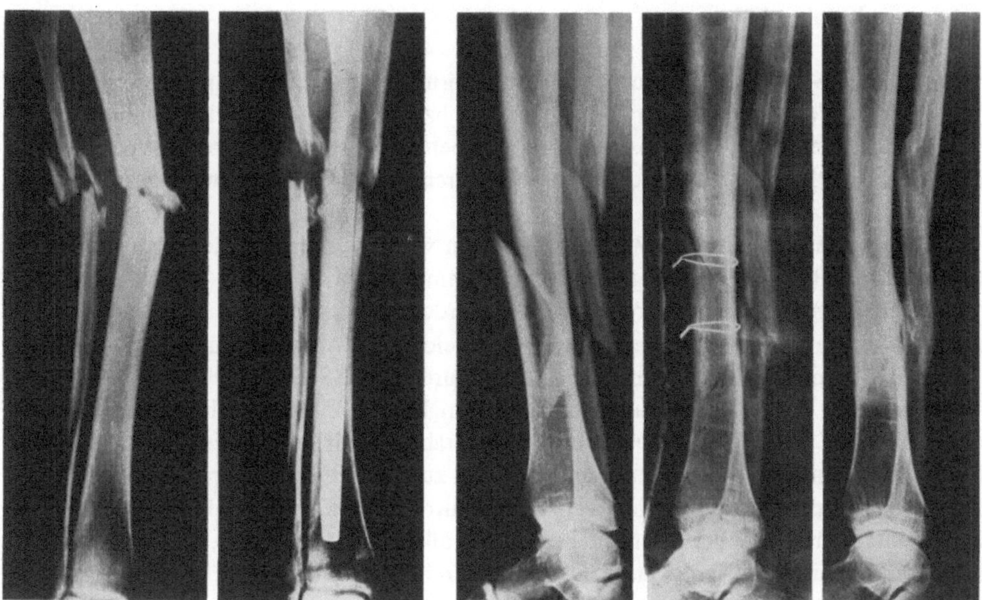

Abb. 39　　　　　　　　　　**Abb. 40**

Abb. 39. O.E. Unf.-Nr. 4.541/77. 44 a. Verkehrsunfall, als Fußgänger angefahren worden. Polytrauma, Unterschenkelbruch in „Stoßstangenhöhe" mit Trümmerzone des Wadenbeines in Frakturhöhe. Gedeckte Marknagelung, Entfernung der Knochensplitter. Verbleiben eines Defektes bei beginnender callöser Überbrückung zum Schienbein hin

Abb. 40. G.E. Unf.-Nr. 7.424/77. 27 a. Skiunfall, Unterschenkeldrehbruch mit Wadenbeinstückbruch. Gedeckte Cerclage, Entfernung der Schlingen nach 6 Wochen, 12 Wochen Gipsfixation. Knöcherner Durchbau nach 1 Jahr

aber fibulare Trümmerzonen (Abb. 39). Eine nach Einlieferung röntgenologisch dokumentierte Achsenabweichung ist nur sehr begrenzt forensisch verwertbar. Lagerung, Schienung und Muskelrelaxation können im Rahmen eines oft sehr komplizierten und im nachhinein nicht mehr exakt rekonstruierbaren Unfallbewegungsablaufes, etwa bei einer Fahrzeug-Fußgängerkollision, zu Stellungen und Fragmentverschiebungen führen, die nicht unmittelbar traumatisch bedingt waren. Bereits Haase und Richter (1936) haben experimentell nachgewiesen, daß aus der röntgenologischen Bruchform allein kein sicherer Schluß auf die Beanspruchungsart gezogen werden kann, wie dies auch von Patscheider (1963) am Schienbein neuerlich bestätigt wurde.

Liegt der begleitende Wadenbeinbruch bei Biegungsfrakturen als direkte oder indirekte Mitverletzung meist in Höhe des Schienbeinbruches oder eine Etage verschoben, zeigt er sich bei Drehbruchformen häufig subcapital oder supramalleolar, erst in zweiter Linie in Höhe des Schienbeinbruches, seltener als langer Stückbruch, vereinzelt auch als Zweietagenbruch in Schaftmitte (Abb. 40).

50

6.3 Aus dem Krankengut

In den Jahren 1973 bis 1978 wurden an der Chirurgischen Univ.-Klinik Innsbruck und dem nachfolgenden Lehrstuhl für Unfallchirurgie bzw. Unfallchirurgischen Univ. -Klinik 711 Unterschenkelbrüche Erwachsener stationär behandelt. In dieser Zahl enthalten sind alle Bruchformen, offene und geschlossene Frakturen, nicht jedoch amputationsreife Zertrümmerungen (Tab. 3).

Von den korrespondierenden Wadenbeinbrüchen waren sehr unterschiedlich zur Schienbeinbruchform 48 (6,8%) Mehrfragment- oder Trümmerbrüche.

Der primär eingeschlagene Versorgungsweg wurde bei konservativer Bruchbehandlung aufgrund verzögerter Schienbeinheilung oder unzureichender Achsenstellung 22 mal (7,2%) verlassen. Bei primärer Schienbeinmarknagelung wurden 5 (2,8%), bei primärer Druckplattenosteosynthese 7 (6%) Korrekturen, davon zweimal wegen Plattenbruches, durchgeführt. Nur einmal (1,0%) mußte nach gedeckter Goetzedrahtnaht eine operative Korrektur erfolgen. Hingegen kam es bei 6 Fällen einmal (16,5%) zu einer Refraktur und anschließender Oberschenkelgehgipsanlage bei Primärversorgung durch äußere Spanner. Bei 36 (5,1%) der primär konservativ und operativ nach gezielter Indikationsstellung anbehandelten Unterschenkelbrüche mußte also ein Korrektureingriff durchgeführt oder auf ein anderes Behandlungssystem umgestiegen werden, wie dies in Tabelle 4 im Detail aufgeführt wird.

Das *Wadenbein* heilte in diesem Kontingent nur in 12 (1,7%) Fällen verzögert ab (Tab. 5), ohne funktionelle Beeinträchtigung und ohne Beschwerden zu verursachen. Zusätzlich entwickelte sich zweimal eine verbleibende, aktive Pseudarthrose und bei drei offenen Defektbrüchen kam es zu keiner Kontinuitätswiederherstellung mehr.

Im gleichen Zeitraum wurden 11 Wadenbeinosteotomien im Rahmen sekundärer Korrektureingriffe durchgeführt, worin auch auswärts anbehandelte, somit nicht in unserem Erstversorgungskontingent erscheinende Patienten enthalten sind, z.B. eine Korrektur nach gedeckter Marknagelung eines isolierten Schienbeinbruches (Tab. 6). Sie heilten komplikationslos, zeitgerecht wie vorgesehen etwas *nach* knöcherner Festigung des Schienbeinbruches ab.

Tabelle 3. Erstversorgungsart von 711 Unterschenkelbrüchen Erwachsener aus den Jahren 1973–1978

	Anzahl	%	Durchschnittsalter
Konservativ (Streckverband, Gipsverband)	306	43	28
Schienbeinmarknagel (geschlossen, offen)	177	24,9	33
Schienbeindruckplatte (mit u. ohne Zugschraube(n))	117	16,5	34
Schienbeincerclage (halb-gedeckt nach Goetze)	105	14,8	35
Fixateur externe	6	0,8	46

Tabelle 4. Aufschlüsselung der Sekundäreingriffe bei 36 Unterschenkelfrakturen (5,1% des Erstversorgungskontingents)

Erstbehandlung	Korrektur	Anzahl
Konservativ anbehandelt	Schienbeindruckplatte	6
	Schienbeindruckplatte und Wadenbeinresektion	5
	Schienbeindruckplatte und Wadenbeinosteotomie	1
	Schienbeinmarknagel und Wadenbeinresektion	2
	Wadenbeinosteotomie	3
	Phemisterspananlagerung	4
	Phemisterspananlagerung und Wadenbeinosteotomie	1
	zusammen	22 (7,2%)
Primär Schienbeinmark-nagelung	Marknagelwechsel	3
	Marknagelwechsel und Wadenbeinresektion	1
	Spongiosaanlagerung mit Decortication	1
	zusammen	5 (2,8%)
Primär Schienbeindruck-platte	Plattenwechsel	1
	Schienbeinmarknagel nach Plattenentfernung	3
	Oberschenkelgipsverband nach Plattenentfernung	3
	zusammen	7 (6,0%)
Gedeckte Cerclage	Schienbeindruckplatte und Wadenbeinosteotomie	1
	zusammen	1 (1,0%)
Fixateur externe	Oberschenkelgehgipsverband nach Fixateurentfernung	1
	zusammen	1 (16,7%)

Tabelle 5. Verzögerte Wadenbeinheilung bei 12 Fällen (1,7% des Gesamtkontingents) in Relation zur Erstversorgungsart

	Anzahl	%
Konservativ	3	1
Schienbeinmarknagelung	5	2,8
Schienbeindruckplatte	4	3,4
Gedeckte Cerclage	—	
Fixateur externe	—	
Zusammen	12	

Tabelle 6. Zeitgerechte, komplikationslose Heilung von 11 therapeutisch gesetzten Wadenbeinosteotomien

	Anzahl	Zeitgerechte Festigung
Wadenbeinosteotomie und Schienbeindruckplatte	4	4
Wadenbeinosteotomie und Oberschenkelgipsverband	4	4
Wadenbeinosteotomie und Phemisterspan	2	2
Wadenbeinosteotomie und Schienbeinmarknagel	1	1
Zusammen	11	11

Tabelle 7. Pseudarthroserate von 14 therapeutisch gesetzten Wadenbeinresektionen

	Anzahl	Verbliebene Pseudarthrose
Wadenbeinresektion und Schienbeindruckplatte	9	7
Wadenbeinresektion und Schienbeinmarknagel	4	1
Wadenbeinresektion und Phemisterspan	1	
Zusammen	14	8 (57,2%)

Von 14 Resektionen eines Wadenbeinstückes im Rahmen sekundärer Korrektureingriffe kam es achtmal zum Verbleib von Pseudarthrosen, davon waren 6 mit permanenten oder gelegentlichen Belastungs- und Bewegungsschmerzen verbunden (Tabelle 7).

Im eigenen Krankengut konnten wir keine Pseudarthrosenbildung — wohl aber zwei verzögerte Heilungen ohne adäquate Ruhigstellung — nach isolierten Wadenbeinschaftbrüchen beobachten.

Auch aus dem großen Krankengut von Sprunggelenkverrenkungsbrüchen vom Typ Weber C und gelenkbeteiligenden Unterschenkelfrakturen, operativ und konservativ versorgt, ist uns keine bleibende Falschgelenkbildung des Wadenbeines bekannt.

Vier, zur Behandlung anstehende, schmerzhafte aktive Schaftpseudarthrosen konnten durch Unterdrucksetzung mit Kleinfragmentplatten und einmal durch Interposition eines Spongiosablocks (zum Verkürzungsausgleich) zu zeitgerechter, beschwerdefreier, knöcherner Ausheilung gebracht werden.

7 Therapeutische Eingriffe am Wadenbein

Die Erreichung absoluter anatomischer Wiederherstellung mit Längen- und Rotationsausgleich und das Einpassen des Außenknöchels in die Wadenbeinincisur wurden als anerkanntes Operationsziel bei der Versorgung von Knöchelbrüchen, auch dem hohen Wadenbeinschaftbruch mit Gabelsprengung, und bei distalen Stauchungsbruchformen des Schienbeines bereits angeführt (Tab. 4). Dies kann durch Verplattung, intramedulläre Fixation, temporäre Stabilisation der Syndesmose mit Stellschraube(n), je nach Bedarf, erfolgen. Der Thematik gemäß wird hier nicht weiter darauf eingegangen.

Es soll nur auf die *Möglichkeit* und die teilweise *Notwendigkeit* einer primären operativen Mitversorgung des Wadenbeinschaftes beim Unterschenkelbruch sowie auf die seltene Indikation der operativen Stabilisierung eines isolierten, weit dislozierten und die Muskulatur mitzerstörenden, vorwiegend offenen Wadenbeinbruches hingewiesen werden.

Neben den gängigen Eingriffen einer Osteotomie und Resektion als "kleinstem operativen Eingriff" bei verzögerter oder ausbleibender Schienbeinbruchheilung, der Fusionierung zu einem heilungsgestörten Schienbein hin, der Möglichkeit zur Transposition und Transplantation, soll von der operativen Versorgung der schmerzhaften Wadenbeinschaftpseudarthrose gesondert berichtet werden.

7.1 Primäre Stabilisation

Wird üblicherweise bei osteosynthetischer Versorgung von Unterschenkelbrüchen das Wadenbein außer acht gelassen (Schweiberer et al. 1975, Weller u. Knapp 1975, Willenegger 1975), stellt es sich in der Mehrzahl der Fälle achsengerecht und oft mit leichter Seitverschiebung, wie erwünscht, ein, und heilt es innerhalb weniger Wochen knöchern ab, so bildet es dann mit dem Implantat am Schienbein eine *Rahmenkonstruktion,* die zur besseren Stabilität der Gesamtmontage beiträgt. Schaftfrakturen des Schienbeines, insbesondere im distalen Schaftviertel mit kleinen Defektzonen und Imprimaten, kann oft erst die primäre Stabilisation eines häufig suprasyndesmal gelegenen Wadenbeinquerbruches jene mechanische Leistungsbreite geben, die zur primären Knochenbruchheilung führt (Abb. 41). Das Wadenbein wirkt durch seine straffe Verbindung zum Schienbein hin als zuverlässige äußere Säule.

Auch bei höhergelegenen Querbrüchen des Schienbeines, Brüchen mit kleinen corticalen Trümmerzonen (Abb. 42), aber auch reinen Schaftquerbrüchen oder Osteotomien, die aus anderer Indikation heraus mit einer Tibiadruckplatte stabilisiert werden müssen und bei denen keine definierte Zuggurtungsseite vorliegt, kann die Mitverplattung des Wadenbeines nach dem Zuggurtungsprinzip ein tibiaplattenseitiges Biegemoment kompensieren und wachsende Instabilität mit Knochenresorption tibiaplattenabseitig verhindern.

Es ist bei offenen und geschlossenen Schienbeinschaftfrakturen möglich relativ dünner markzunageln, wenn zur Rotationsstabilität ein sich anbietender Wadenbeinbruch mit Schrauben oder Platte mitversorgt wird (Abb. 43). Auch hier sind es wiederum vorwiegend suprasyndesmal gelegene Frakturen, bei denen zusätzlich ein anatomisches Einrasten in das Außenknöchelgelenksystem erreicht wird. In diesen ausgewählten Fällen läßt sich so häufig wesentlich einfacher Rotationsstabilität erzeugen als etwa mit unsicheren Ausklinkdrähten oder einer aufwendigen Verriegelungsnagelosteosynthese. Der Eingriff am Wadenbein ist dabei in einem kaum weichteiltraumatisierten Bereich möglich und so auch der Anlage einer zusätzlichen Zuggurtungsplatte am Schienbein vorzuziehen.

Infektionsgefährdete, offene *supramalleolare Frakturen,* die sich infolge großer Spongiosaimprimate und Defekte mit dem Fixateur externe nicht ausreichend stabilisieren lassen, oder *weit offene distale Wachstumsfugenlösungen des Schienbeines,* die fast immer mit einer etwas höhergelegenen Wadenbeinfraktur einhergehen, bieten sich geradezu zur osteosynthetischen Versorgung des Wadenbeines an. Erfahrungsgemäß ist der Weichteilmantel über dem äußeren hinteren Wadenbeinanteil fast immer ungestört und das Weichteiltrauma auf den streck- und innenseitigen Sprunggelenkbereich beschränkt (Abb. 44).

Gotzen et al. (1978) haben experimentell durch Überbrücken eines künstlich gesetzen Schien- und Wadenbeindefektes mittels handelsüblicher Kompressionsplatten Biegung, interfragmentäre Bewegungen und seitlich Plattenauslenkung gemessen. Sie konnten nachweisen, daß bei medialer Schienbeinplattenlage durch zusätzliches Anbringen einer Wadenbeinplatte außenseitig ein Stabilitätsgewinn von 160% erreicht wird, die interfragmentäre Bewegung und Biegebeanspruchung des Schienbeines auf 39% zurückgeht. Daher haben sie die Stabilisierung des Wadenbeines zur Stütz- und Zuggurtungsfunktion auf weitere kritische Stabilitätsverhältnisse am Schienbein, wie *Defektsituationen* mit eingebrachter Spon-

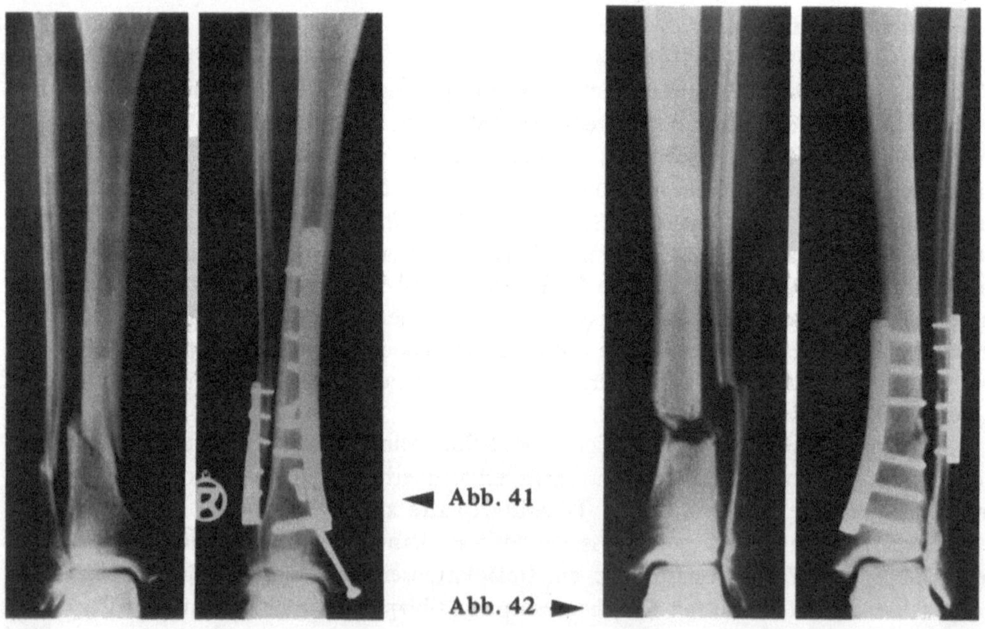

Abb. 41. W.O. Unf.-Nr. 28.839/77. 53 a. Skiunfall, distaler Unterschenkeldrehbruch mit Beteiligung des Innenknöchels. Offene Reposition, Verschraubung, Stabilisation des Wadenbeines mit 6-Loch-Drittelrohrplatte. Reizlose Abheilung nach 1 Jahr

Abb. 42. E.G. Unf.-Nr. 2.869/79. 30 a. Skiunfall, Unterschenkelschuhrandquerbruch mit Trümmerzone lateral, offene Reposition, 6-Loch-Druckplatte auf Schien- und Wadenbein, übungsstabile Versorgung

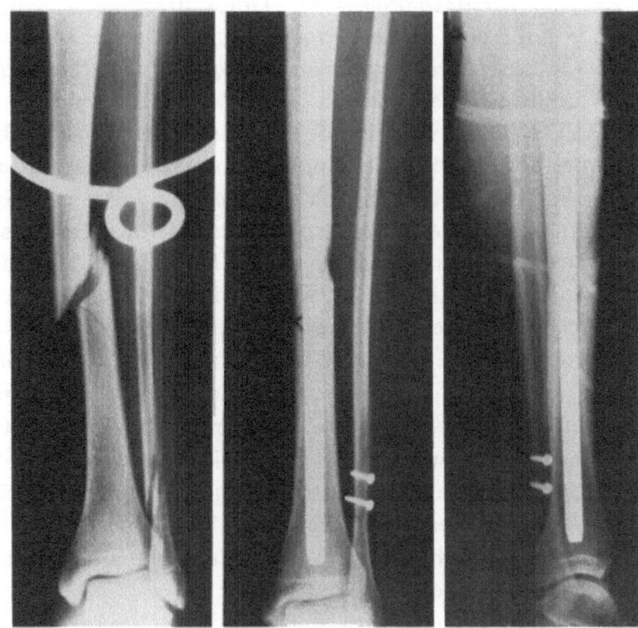

Abb. 43. E.R. Unf.-Nr. 14.841/79. 16 a. Verkehrsunfall, Polytrauma. Unterschenkeldrehbruch mit inkomplettem Drehkeil und suprasyndesmalem Wadenbeinbruch. Gedeckte Schienbeinmarknagelung, Verschraubung des suprasyndesmalen Wadenbeinbruches zur sicheren rotationsstabilen Versorgung. Komplikationsloser Heilungsverlauf

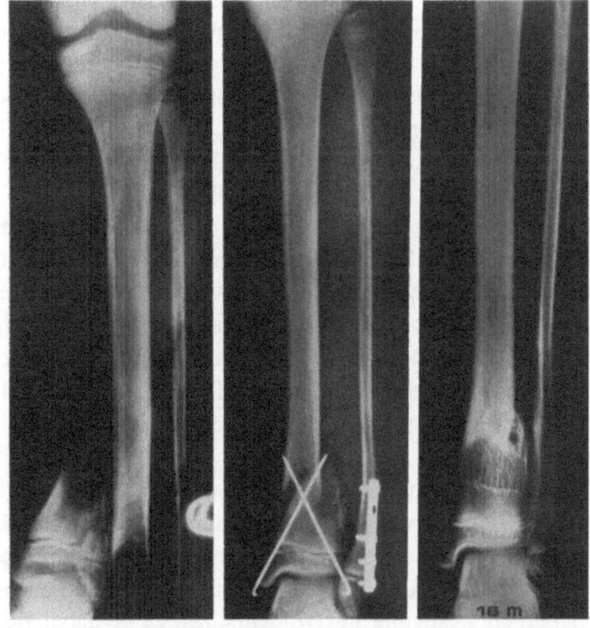

Abb. 44. H.M. Unf.-Nr. 13.477/77. 12 a. Verkehrsunfall, drittgradig offener supramalleolarer Unterschenkelbruch, Reposition, 5-Loch-Kleinfragmentplatte auf das distale Wadenbein unter Umgehen des Außenknöchelepiphysenspaltes und Stiftfixation des Schienbeines (minimale Osteosynthese), sekundäre Mesh-Deckung und Heilungsendergebnis nach 16 Monaten bei freier Funktion

giosa, *Trümmerzonen* ohne sichere Druckaufnahmefläche und verschraubte Trümmerzonen, die nur durch eine *Überbrückungsosteosynthese* gehalten werden, ausgedehnt und empfehlen auch bei stark *gewebsplastischen hypertrophen Pseudarthrosen* bei mobilem Wadenbein seine Rahmenfixation.

Vidal et al. (1975) empfehlen die operative Mitstabilisation des Wadenbeines als "Plaques en miroir" (spiegelbildlich angelegte Druckplatten) bei allen Brüchen an der distalen Beinviertelgrenze, berichten dabei von voller knöcherner Festigung der Unterschenkelfraktur am Ende des dritten Monats bei voller Belastbarkeit bereits zwei Monate nach dem Trauma. Auch sie machen auf die Möglichkeit der indirekten Schienbeinfrakturversorgung durch Stabilisierung des Wadenbeines bei Mehrfragmentbrüchen, bei Infekten, bei denen sich ein Fixateur externe nicht anbringen läßt, oder bei Gefahr eines wiederaufflakkernden osteomyelitischen Prozesses am Schienbein, aufmerksam.

Die stabilisierende Mitversorgung des Wadenbeinschaftes, die Wiederherstellung einer *zug- und druckfesten äußeren Unterschenkelsäule,* bringt in den obengenannten Fällen zusätzliche Rotations- und Achsenstabilität und *heilungsfördernde Ruhe* in das traumatisierte System. Sie erreicht absolut kongruente Gelenkverhältnisse im Sprunggelenkbereich durch einen kleinen, nicht weiter vitalitätsgefährdenden operativen Eingriff — Vorteile, die aus einer operativ-technischen Verlegenheitssituation retten und so manches Ergebnis erst richtig perfektionieren können.

7.2 Osteotomie

Die Kontinuitätsdurchtrennung des Wadenbeines zur Achsenkorrektur anläßlich der Erstversorgung oder etwas verzögert, beim isolierten Schienbeinbruch mit hartnäckiger Neigung zur Varusfehlstellung, ist, zeitgerecht durchgeführt, der einfachste Eingriff, um einen Achsenausgleich zu erreichen und mit zusätzlicher Fixation im Gipsverband bei *rechtzeitiger Druckbelastung* das Schienbein zu ungestörter knöcherner Abheilung zu bringen. Dies gilt auch für die Behandlung des Unterschenkelbruches. Die gedeckte Osteoclase, etwa mit dem Osteoclasten von Phelps-Gocht, ist zu weichteiltraumatisierend und so nicht mehr in Gebrauch (Witt u. Mittelmeier 1961).

Die Osteotomie soll stets schräg, wenn möglich im mittleren Schaftdrittel, nach Brandt (1937) bei einem Schienbeinbruch im oberen Abschnitt des Schaftes distal und bei seiner Lage in der unteren Schafthälfte etwa drei Querfinger proximal davon erfolgen. Der begleitende Wadenbeinbruch, gleich ob noch mobil oder schon fest, soll keinesfalls neu gelöst werden. Nach Böhler (1957) hat die Durchtrennung zur Korrektur der Varus- oder Valgusfehlstellung in einer Ebene schräg frontal und der Achsenausgleich einer Ante- oder Rekurvation schräg sagittal zu erfolgen. Supramalleolar und quer darf nicht osteotomiert werden.

Den Wadenbeinschaftfragmenten wird nun die Möglichkeit gegeben, bis zu ihrer knöchernen Wiedervereinigung gering aneinander vorbeizugleiten, wie dies bei einer Druckplattenosteosynthese, etwa eines verzögert heilenden Unterschenkeldrehtrümmerbruches (Abb. 45) zu sehen ist. Der Wettlauf zwischen dem Operationsziel Schienbeindurchbau und der knöchernen Festigung des Wadenbeines zeigt dabei fast regelmäßig die gewünschte langsamere Heilung der mechanisch unruhigen Wadenbeinosteotomiestelle.

Wird nun einerseits die Indikation zur Wadenbeinosteotomie sehr weit gestellt (Brown u. Urban 1969, Sarmiento 1970) und dabei auch teilweise eine nicht unbeträchtliche

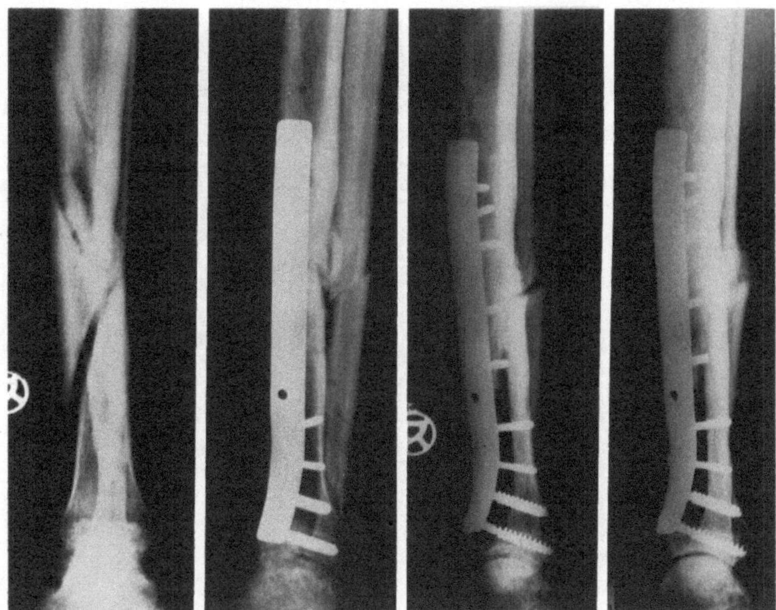

Abb. 45. H.F. Unf.-Nr. 5.091/74. 35 a. Sturz, konservative Behandlung des Unterschenkel-drehtrümmerbruches, verzögerte Bruchheilung und Druckplattenosteosynthese nach 4 Monaten mit schräger Wadenbeinosteotomie in Schaftmitte. Knöcherne Schienbeinbruchheilung 5 Monate nach dem Eingriff und, therapeutisch gewünscht, nachhinkende Wadenbeinfestigung. Letztes Bild 3 1/2 Jahre nach dem Unfall

Beinverkürzung in Kauf genommen, so fehlt es andererseits nicht an Stimmen, daß der Wadenbeinosteotomie, auch bei der Pseudarthrosenbehandlung, allzugroße Aufmerksamkeit geschenkt wird (Watson-Jones 1976), und daß bei der operativen Stabilisation von verzögerten Schienbeinbruchheilungen und Pseudarthrosen in verschiedenster Technik auf die Mitdurchtrennung des Wadenbeines verzichtet werden kann (Rehn 1974, Knapp u. Weller 1976). In der Tat ist sie auch *kein Allheilmittel* zur Korrektur der verzögerten knöchernen Schienbeinheilung, etwa wenn eine zarte, doch feste knöcherne Schale ein weiteres Zusammenrücken der Hauptfragmente nicht mehr ermöglicht, und so kein heilungsfördernder Druck erzeugbar ist, sondern nur weitere Instabilität hinzugebracht wird (Abb. 46).

Nur bei tatsächlich vorliegender Sperrwirkung, wie sie in Kap. 3.3 näher aufgezeigt wurde, etwa bei einer Marknagelosteosynthese mit massiven Resorptionsvorgängen und verzögerter Schienbeinheilung, kann die Schrägosteotomie des Wadenbeines unter nachfolgender Belastung zur Ausheilung beitragen (Lottes 1965). Die Osteotomie ist weiter indiziert, wenn sich eine relative Verlängerung des Außenknöchels nachweisen und die begleitende Ausbauchung des Wadenbeinschaftes sich dadurch nach lateral, selten auch nach tibial, sicher nur in sehr frisch posttraumatischem Zustand, noch korrigieren läßt. Andernfalls muß eine exakte offene Einstellung und osteosynthetische temporäre Fixation dieses "therapeutische Muß" erreichen (Kap. 7.1). Dieser *kleinstmögliche Korrektureingriff* zur Stellungsverbesserung und Heilungsbeschleunigung in ausgewählten Fällen ist also nurmehr selten angebracht, gibt doch ein intaktes Wadenbein prinzipiell wertvolle heilungsfördernde Stabilität (Kap. 3.2), wie dies auch empirisch aus dem prinzipiellen Heilungsverhalten des

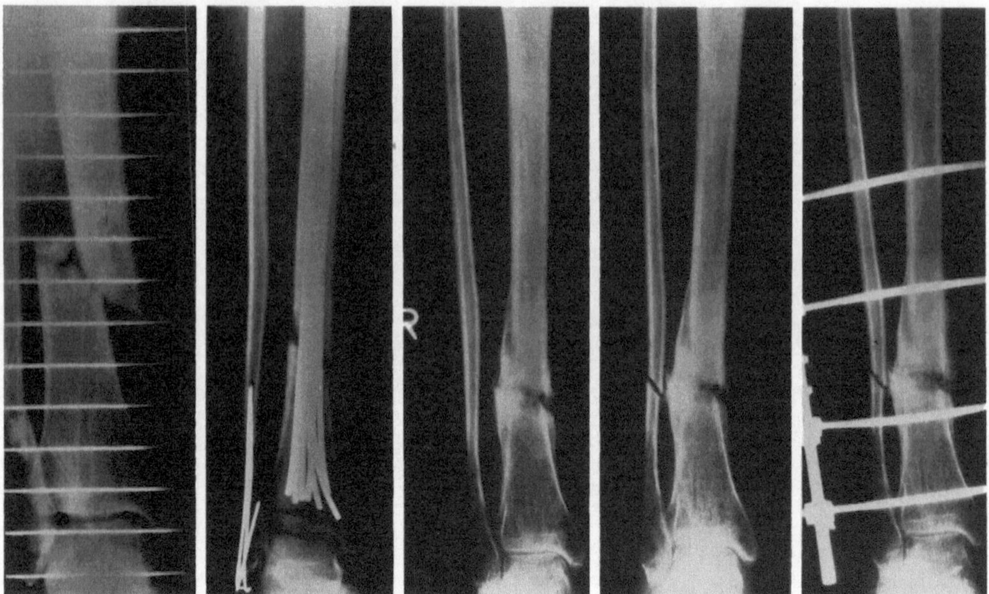

Abb. 46. G.M. Unf.-Nr. 1.855/74. 21 a. Verkehrsunfall, offener Unterschenkelbruch. Bündelnagelung des Schienbeines und intramedulläre Fixation des Wadenbeines. Diastase am Schienbein, frühzeitige Nagelentfernung und Decortication mit Spongiosaanlagerung, weiterhin verzögerte Heilung. Lateral feste knöcherne Schale und biomechanisch wirkungslose Wadenbeinosteotomie 16 Monate nach Erstversorgung. Knöcherne Ausheilung durch anschließende Kompression mit Fixateur externe und neuerliche Spongiosaplastik

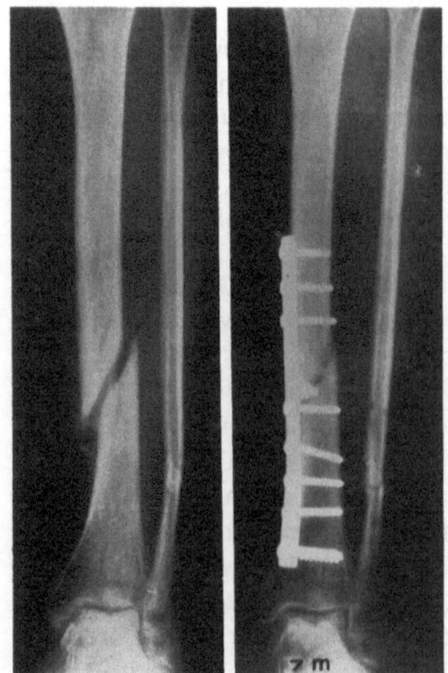

Abb. 47. P.H. Unf.-Nr. 4.394/75. 35 a. Skiunfall, Unterschenkeldrehbruch. Konservative Behandlung, verzögerte Heilung, Varusfehlstellung, Klaffen der Fragmente. 4 Monate nach Trauma Zugschraube und Druckplattenosteosynthese bei achsengerechter Wiederherstellung ohne Wadenbeinosteotomie. Sichere Überbrückung und volle Belastbarkeit 7 Monate nach Unfall

einfachen Schienbeinbruches heraus erfaßt wurde (Nicoll 1964, Weissmann et al. 1966). So sollte auch bei einer sekundär anfallenden Druckplattenosteosynthese ein abheilendes und in seiner Länge nicht weiter störendes Wadenbein nicht mitdurchtrennt, sondern aufgrund seiner wertvollen Pfeilerfunktion erhalten werden, ist es doch hier stets möglich, auch gegen ihre leichte Varustendenz, die Schienbeinachse wiederherzustellen und sie mit eingebrachter Druckplatte auf Dauer zu halten (Abb. 47).

Somit soll bei Korrekturoperationen am Unterschenkelschaft nicht prinzipiell mit der Wadenbeinosteotomie begonnen werden. Nach biomechanischen Grundsätzen und gelenkdynamischen Überlegungen sind die therapeutisch zu erwartenden Vor- und sich zwangsläufig einstellenden Nachteile exakt gegeneinander abzuwägen, bevor durch die Osteotomie der mittragende laterale knöcherne Gewölbeanteil durchtrennt wird.

7.3 Resektion

Um dem Schienbein seichere Gelegenheit zu geben, der Sperrwirkung des Wadenbeines zu entgehen, wurde nicht nur seine Durchtrennung, sondern die Entfernung eines Schaftanteiles von 1–2 cm empfohlen (Rosenfeld 1957, Fernandez-Palazzi 1969, Sorensen 1969, et al.). Der Eingriff wird dabei in den meisten Fällen in Kombination mit einer korrigierenden Marknagelung durchgeführt. Böhler (1957) hat andererseits darauf hingewiesen, daß bei kunstvoller schräger Osteotomie eine Resektion zur reinen Korrektur *nie* notwendig wird.

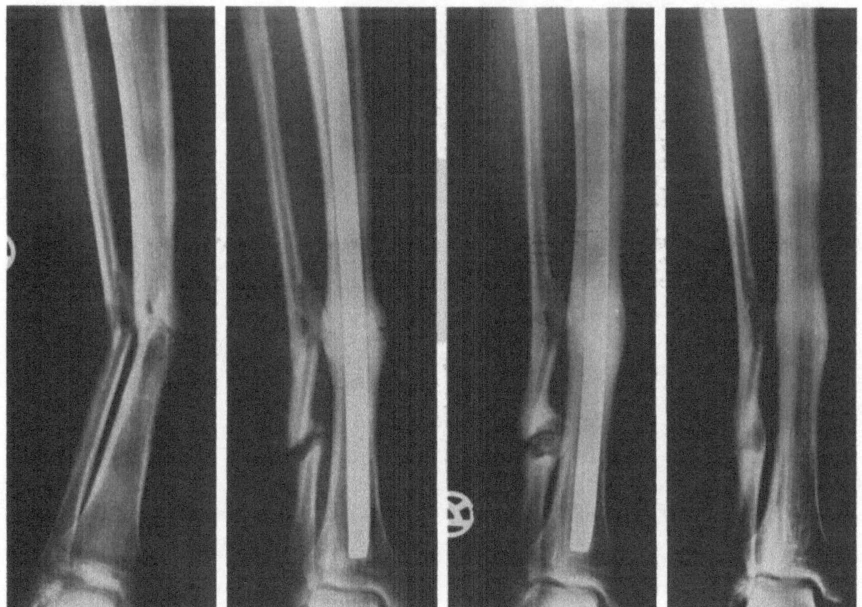

Abb. 48. K.H. Unf.-Nr. 11.935/73. 20 a. Skiunfall, konservative Anbehandlung im Gipsverband 3 Monate, langsam zunehmende Fehlstellung; gedeckte Schienbeinmarknagelung und supramalleolare Wadenbeinresektion 1 Jahr später; Ausbildung eines kugeligen, aktiven Falschgelenkes am Wadenbein, knöcherner Durchbau nach 4 Jahren

Die Wadenbeinresektion wird wie bei der reinen Wadenbeinosteotomie einige Querfinger ober- oder unterhalb des Schienbeinbruches, nie syndesmosennah empfohlen. Einschlägige Handbuchbeiträge berichten dabei nie von Restbeschwerden oder Funktionsbehinderungen; verbleibende Schaftdefekte zeigen sich in den Abbildungen stets abgedeckelt und reizlos (Witt u. Mittelmeier 1961). Schaftdefekte überbrücken sich, je nach Lebensalter, bei Kindern bis zu 4 cm Länge, stets innerhalb weniger Jahre spontan (Grant 1976). Nach Bosworth et al. (1966) kommt es bis zum 8. Lebensjahr bei erhaltenem Periostschlauch praktisch immer zum Aufbau eines voll belastbaren und gebrauchsfähigen Röhrenknochenregenerates.

Im eigenen Krankengut aus den Jahren 1973–1978 zeigte sich bei 14 Fibularesektionen (Tab. 7), daß Defekte bis 1,5 cm Schaftlänge innerhalb von Jahren letztlich durchgebaut wurden und bereits scheinbar dauerhafte, reaktive Pseudarthrosen nach 2–3 Jahren durch einen neuen Wachstumsschub innerhalb eines weiteren Jahres fest wurden (Abb. 48). Quere, zylindrische Resektionen scheinen zu besonders lang anhaltenden Umbauvorgängen Anlaß zu geben, häufig hypotrophische, also callusarme Pseudarthrosen auszubilden, innerhalb von Jahren hypertrophisch zu werden und eine volle, feste Kontinuitätswiederherstellung zu erlangen (Abb. 49). Dabei ist schon vorher das Operationsziel, die achsengerechte knöcherne Festigung des korrigierten Schienbeines, erreicht worden. Es ist daher fraglich, ob die Resektion auch in ausgewählten Fällen noch indiziert ist, und ob nicht die einfache Schrägosteotomie mit Übereinandergleiten der Wadenbeinenden ausreicht, um unangemessene Spannung aus der Schienbeinfraktur sowie dem proximalen und dista-

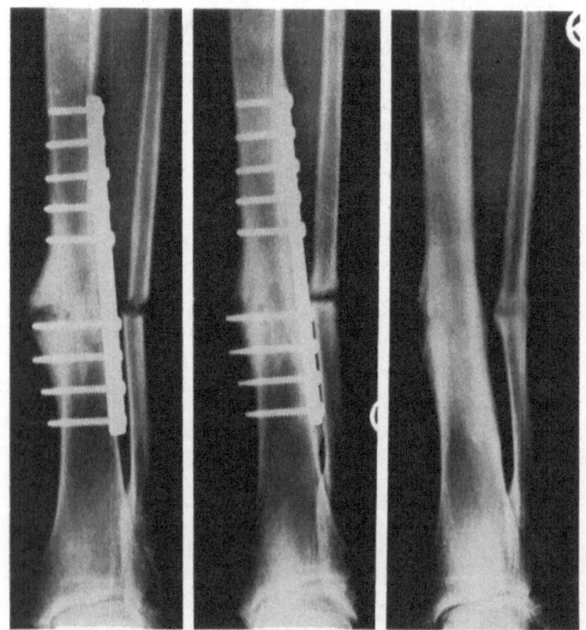

Abb. 49. H.S. Unf.-Nr. 2.548/72. 40 a. Skiunfall, kurzer Unterschenkeldrehbruch. Konservativ anbehandelt, beginnende Pseudarthrosenbildung, Druckplattenosteosynthese und Wadenbeinresektion von 12 mm Länge nach 7 Monaten, voller Durchbau des Schienbeines nach 16 Monaten, Durchbau des Wadenbeines innerhalb von 3 Jahren, bis dahin Belastungs- und zeitweilige Bewegungsschmerzen

len tibio-fibularen Bandapparat zu nehmen, wie dies in Tab. 6 an 11 erfolgreichen, komplikationslos abgeheilten Wadenbeinschrägosteotomien zu ersehen ist. Auch nach reiner Osteotomie und Achsenausgleich entsteht stets ein leichtes Klaffen im Wadenbeinbereich (Burri 1974), meist durch geringes Verkanten, da sich fast immer zum Varus- oder Valgusfehlstellungsausgleich eine Rotationskorrektur hinzugesellt.

Die *hypertrophische* reaktive *Pseudarthrose* war immer, die *hypotrophische* reaktive *Pseudarthrose* meistens (Kap. 8) bis zum knöchernen Durchbau mit *Beschwerden* verbunden, während eine gut abgedeckelte, reaktionslose, atrophische Pseudarthrose stets einen schmerzfreien Endzustand bedeutete (Abb. 50). Eine daraus resultierende muskuläre Beinschwäche ließ sich nie nachweisen. Dennoch muß nochmals auf die *freiwillige Aufgabe der Wadenbeinfunktion* als mittragendes Element und als ruhigstellende Zuggurtung während der Bruchheilungsphase, wie dies bei Pseudarthrosenbehandlung für die Druckplatte wesentlich stärker als für den Marknagel gilt, hingewiesen werden.

Die Kontinuitätsresektion sollte also, wenn überhaupt, nur an typischer Stelle, im mittleren Schaftdrittel, erfolgen, nur Defekte im Ausmaß von wenigen Millimetern, jedoch nie über 1,5 cm Länge, hinterlassen und kunstvoll schräg ausgeführt werden, um so dem Wadenbein nach Erreichen des Operationszieles in angemessener zeitlicher Distanz die volle Kontinuitätswiederherstellung zu ermöglichen, die auch zur lokalen Beschwerdefreiheit führt.

Eine *osteomyelitische Herdausräumung* kann die Resektion eines ausgedehnten Anteiles oder seltener des gesamten Wadenbeinkörpers notwendig werden lassen. Dies führt

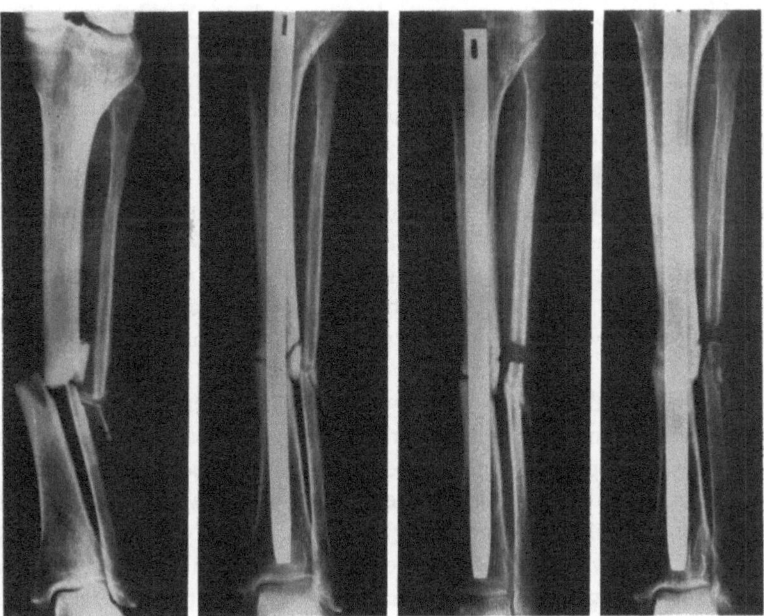

Abb. 50. G.F. Unf.-Nr. 12.724/72. 73 a. Verkehrsunfall, Polytrauma, erstgradig offener Unterschenkelbruch rechts. Gedeckte Marknagelung, verzögerte Heilung der vitalitätsgestörten Schienbeinfragmente, nach 15 Monaten Marknagelwechsel und Wadenbeinresektion von 2 cm (keine Spongiosaanlagerung). Knöcherner Durchbau des Schienbeines nach 2 Jahren; abgerundete, abgedeckte Resektionsstümpfe des Wadenbeines bei lokaler Beschwerdefreiheit

bei einem auf das Wadenbein beschränkten Prozeß auch im Zeitalter der Antibiotika in ausgewählten Fällen voll zum Ziel. Die therapeutische Resektion des gesamten Schaftes zur Entlastung der drei Unterschenkelmuskellogen beim malignen posttraumatischen Ödem als Erweiterung der oberflächlichen und tiefen Fasciotomie wurde ebenfalls zur Diskussion gestellt.

7.4 Synostose, Fusion, Transplantation

Bei der Unterschenkelbruchheilung kann es, etwa durch Austritt von Bohrmehl auf die Membrana interossea, bei lokaler Weichteilzerreißung zur *Synostose* zwischen beiden Unterschenkelknochen kommen. Im mittleren Schaftgebiet führt dies zu keinen nachfolgenden Beschwerden (Abb. 51). Williams und Sperryn (1976) berichten auch nach reinen Unterschenkelweichteiltraumen mit Periostverletzung von einer möglichen knöchernen Überbrückung, wobei hier eine posttraumatische Ossifikation des tibio-fibularen Bandapparates abzugrenzen ist, wie sie McMaster und Scranton (1975) näher beschrieben haben. Über die anlagebedingte Synostose wurde im Abschnitt 2.3.1 berichtet.

Ein in gesundem Weichteilgewebe eingebettetes intaktes Wadenbein bietet sich therapeutisch zur Überbrückung einer instabilen Schienbeinschaftzone, besonders in der septischen Knochenchirurgie, geradezu an. Die syndesmosenferne Spongiosaanlagerung von einem dorsalen Zugang her zur Formung einer *Dreipunktfixation* zwischen proximalem Schienbeinende, dem Wadenbein und dem distalen Schienbeinstumpf, ist hier oft die einzige Möglichkeit, knochenbildende Potenz und, in Verbindung mit einer äußeren oder inneren Fixation, ausreichende Stabilität in einen Infektherd zu bringen und so den Weg zur Wiederherstellung der Kontinuität des Schienbeinschaftes zu ebnen oder im weiteren sogar die volle Belastung zu ermöglichen (Burri 1974, Walcher 1974). Dieses Verfahren wurde bereits früher zur Behandlung der nicht infizierten Falschgelenkbildung empfohlen, und dabei zur weiteren Verbesserung lokaler Stabilität geraten, das Wadenbein nach Durchtrennung oberhalb der Pseudarthrose mit einer Schraube an das Schienbein temporär zu fixieren (Rehn u. Schramm 1966).

Die *feste Verblockung* kann in ihrer endgültigen Ausformung *ausgerichtete Trabekelstruktur* erhalten, aus der die Kraftflußrichtung zwischen Schien- und Wadenbein herauslesbar wird; ein weiterer Hinweis zu Art und Umfang des Kräftespieles zwischen beiden Knochen.

Seit Hahn (1884) „Eine Methode, Pseudarthrosen der Tibia mit großem Knochendefekt zur Heilung zu bringen" veröffentlichte und dabei das gleichseitige Wadenbein in die angefrischte, proximale Schienbeinmarkhöhle einbolzte, Codivilla (1910) und Brandes (1913) auch das distale Fragment des Wadenbeines im distalen Abschnitt des Schienbeines verankerten, wurden zahlreiche operative Verfahren, ein- oder mehrzeitig, zur *Überbrückung von Röhrenknochendefekten* empfohlen. Blauth und Von Törne (1978) haben eine Zusammenstellung in geschichtlicher Reihenfolge gegeben und sie als Behandlungsmethode der Wahl bei angeborenen partiellen Schienbeinaplasien wie auch bei erworbenen, ausgedehnten Defektpseudarthrosen des Schienbeines bezeichnet.

Auch bei posttraumatischen Falschgelenkbildungen wird gelegentlich eine Defektüberbrückung mit Einbolzung eines freien Wadenbeintransplantates in das kürzere und Fixation an das längere Schienbeinfragment empfohlen (Rejmanowski 1976) oder die Anlagerung eines gleichseitig entnommenen, in sich aufgespaltenen Wadenbeines subperiostal an das pseudarthrotische Schienbein und/ ohne zusätzliche Metallfixation beschrieben (Dawson 1978).

Durch die auch im Tierreich beidseitige Anlage und die günstige Form des Knochens, der ein rein mechanisches Einkeilen erlaubt, wurde das Wadenbein zu einem häufig gewählten Transplantationsobjekt in der *experimentellen Knochenchirurgie* (Enneking et al. 1975, Burchardt et al. 1977).

Neben der Verwendung des homogenen, frei transplantierten Wadenbeinkörpers zur Überbrückung von Defekten jeglicher Genese an langen Röhrenknochen (Schmit-Neuerburg u. Wilde 1973, Manetta u. Zirano G 1977), also auch an den oberen Extremitäten, etwa zur Cystenauffüllung (Chaves 1980) oder zum freien Ersatz des proximalen Humerusendes (Brandt 1959), fand das Wadenbein — stets unter der Annahme, an Belastung und Tragkraft des Beines nicht mitbeteiligt zu sein — auch Verwendung (in Kombination mit dem Smith-Petersen-Nagel) bei der Stabilisation intrakapsulärer Schenkelhalsbrüche (Patrick 1949) und juveniler Femurepiphysenlösungen in gedeckter Bolzung (Grant 1976), wobei hier stets auf eine streng *subperiostale, syndesmosenferne Entnahme* hingewiesen wurde.

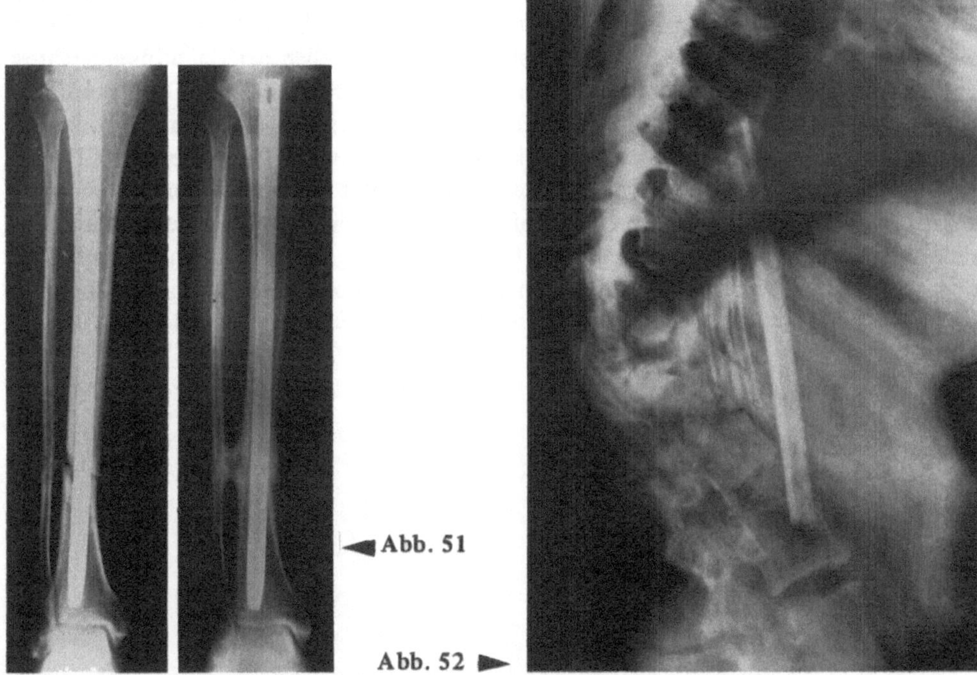

Abb. 51. G.J. Unf.-Nr. 2.566/73. 37 a. Skiunfall, erstgradig offener Unterschenkelquerbruch in Schuhrandhöhe, gedeckte Schienbeinmarknagelung. Ausgetretenes Bohrmehl führt zur Synostose zwischen Schien- und Wadenbein. Beschwerdefreiheit, volle Wiederherstellung und zeitgerechte knöcherne Festigung

Abb. 52. R.H. I-Nr. 26-12-02-66. 13 a. Angeborene Kyphose von 97°. Operatives Aufrichten, ventraler Zugang, Einbolzen des Wadenbeinschaftes als Tragspan zur vorderen Abstützung in der Wirbelsäulenlängsachse, Beigabe von Rippenspänen. Mit Genehmigung von Herrn Prof. Dr. R. Bauer, Univ.-Klinik für Orthopädie, Innsbruck

Als *langer, gerader Tragspan*, der sich sicher und fest in die Belastungsrichtung der Wirbelsäule beim ventralen Aufrichten einer Kyphose einbringen läßt, hat der Wadenbeinschaft zunehmende Verwendung gefunden (Bauer 1978). Seine cortico-spongiöse Längsstruktur und die nachfolgende Belastung in seiner physiologischen Tragachse bringen wesentliche biomechanische Vorteile, wie sie Rippen- und Beckenspäne für diesen Verwendungszweck nicht bieten können (Abb. 52).

Als *Spender cortico-spongiösen Knochens* kann gelegentlich beim Kind der Wadenbeinschaft ohne Kontinuitätsgefährdung zur Gewinnung eines langen, geraden Knochenspanes herangezogen werden.

Neue Wege in der Überbrückung ausgedehnter Weichteil- und Knochendefekte hat uns die *Mikrochirurgie* erschlossen. Das Wadenbein hat sich hier mit einer Transplantationslänge von bis zu 26 cm und einem anastomosierbaren arteriellen Lumen seines versorgenden Hauptgefäßes von 1,5–2,5 mm und einem Venenlumen von 2–3 mm Durchmesser als gerades, verhältnismäßig leicht zu entnehmendes Transplantat für lange Röhrenknochendefekte, an den Extremitäten arteriell und venös angeschlossen, bereits bewährt (Taylor et al. 1975, Taylor 1977). Dabei wird das Wadenbein bei der Transplantation am Unterschenkel in den Medullarraum des Schienbeines eingebolzt, fest verankert und ein ernährender Muskelmantel von 0,5 bis 1 cm Durchmesser am Knochen belassen. Das Transplantat liegt in der Belastungsachse, es hypertrophiert innerhalb von Monaten, und *erreicht in der Folge fast Schienbeindicke*. Das intakte Wadenbein neben der Defektpseudarthrose des Schienbeines wirkt als laterale Stütze und trägt zur Stabilität des Operationsfeldes während der Heilungsphase bei. Das gleiche Verfahren hat sich auch zur Überbrückung eines langen Humerusdefektes nach Resektion eines benignen Tumors bewährt (Watari et al. 1977). Das gestielte Knochenweichteiltransplantat heilt nach einem einmaligen Eingriff wesentlich schneller als frei verpflanzter Knochen ein. Bei Infektfreiheit, ausreichender Stabilität durch das erwähnte Einbolzen und gutem knöchernen Kontakt ist auch bei einem frühzeitigen Verschluß der Mikroanastomosen eine knöcherne Überbrükkung wie bei einer herkömmlichen freien Knochenverpflanzung zu erwarten.

8 Posttraumatische Pseudarthrose

Gestörte, primäre Knochenbruchheilung kann am Wadenbein sowohl nach isolierter, besonders nach offener und weit verschobener Fraktur, als auch nach einem Unterschenkelbruch zu einer verbleibenden Falschgelenkbildung führen. Im eigenen Krankengut festigen sich 1,7% der begleitenden Wadenbeinbrüche, wesentlich später als das Schienbein (Tab. 5). Hier. sind operativ versorgte Unterschenkelbrüche stärker vertreten als konservativ behandelte. Eine einzige Wadenbeinpseudarthrose war nach einer distalen Unterschenkelepiphysenfraktur verblieben (Abb. 53). Im großen Krankengut vorwiegend operativ behandelter Sprunggelenkfrakturen trat im gleichen Zeitraum keine Wadenbeinpseudarthrose auf.

Die pseudarthrotische Komplikation ist so eher ungewöhnlich (Leach 1975). Weber u. Čech (1973) berichten aus einem reichhaltigen Pseudarthrosengut nur von 6 einschlägigen Fällen, die oberhalb der Syndesmose lokalisiert waren und infolge einer Malleolarfraktur Typus C aufgetreten sind. Sie zeigen zusätzlich in den Abbildungen zwei operativ korrigierte Wadenbeinschaftpseudarthrosen nach Unterschenkelfraktur und machen auf die Notwendigkeit der Sanierung einer Wadenbeinpseudarthrose beim Vorliegen einer Schienbeindefekt- oder -infektpseudarthrose aufmerksam, da hier das Wadenbein als Kraftträger in den Dienst der Schienbeinbruchheilung gestellt wird. Zusätzlich kann dieser Autorenmeinung nach auch ein gelegentlicher Schmerzzustand die operative Korrektur einer ausbleibenden Wadenbeinschaftheilung nötig werden lassen.

Vidal et al. (1975) berichten hingegen von einer 10%igen, mit Beschwerden verbundenen und operationsbedürftigen Pseudarthroserate des Wadenbeines nach Schienbeinverplattung. Weitere prozentuale Angaben hierzu konnten nicht gefunden werden.

Diese Wadenbeinpseudarthrose ist im *distalen Schaftdrittel gehäuft* beheimatet und führt dort auch zu den größten Beschwerden, also wiederum an der Stelle stärkster physiologischer Schaftbewegung. Berichtet werden *Schmerzen bei Belastung*, jedoch auch *Inkongruenzbeschwerden im fibulo-talaren Gelenk* und Reizungen des Nervus peronaeus superficialis. Eine stabile operative Unterdrucksetzung bei erhaltener Wadenbeinlänge und -rotation führt hier stets zur vollen Beschwerdefreiheit, wie dies Abb. 54 bei einem pseudarthrotischen Zustand nach offener Wadenbeinschaftfraktur zeigt. Naturgemäß sollte bereits primär beim Verdacht auf *Weichteilinterposition* oder zumindest beim ersten Anschein einer verzögerten, schmerzhaften Heilung nicht weiter zugewartet, sondern sofort operativ eingegriffen werden. Das Wadenbein befindet sich gerade in dislozierten reinen Schaftbrüchen in einer mechanisch sehr ungünstigen Ausgangsposition, da es, an seinen Enden eingespannt, weder durch äußere Manipulation zu reponieren noch durch reine Belastung in Kontakt oder gar unter festen Druck zu setzen ist. Außerdem sind hier durch die dauernde Motilität im ständigen Muskelzug trotz der übergroßen Wiederherstellungspotenz des Wadenbeines zumindest verzögerte Heilung oder die Ausbildung einer Pseudarthrose zu befürchten. Die reaktive *callöse Auftreibung* kann außer zu den erwähnten Belastungsschmerzen auch zur *mechanischen Behinderung* anhaftender und vorbeigleitender Muskulatur führen, zu Reizerscheinungen des Nervus peronaeus superficialis und auch zu Beschwerden durch Druck von außen her, etwa Schuhdruck, Anlaß geben.

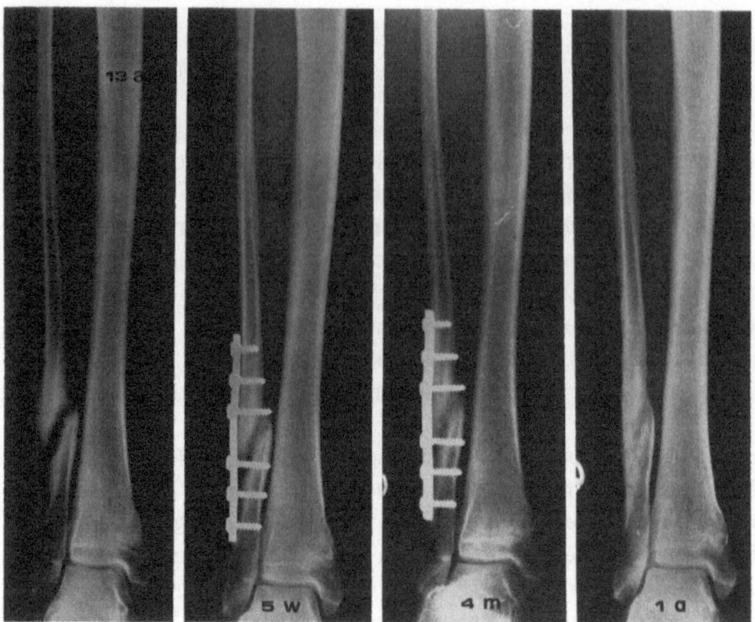

Abb. 53. M.M. Unf.-Nr. 18.458/77. 13 a. Skiunfall, distale Schienbeinepiphysenfraktur (Aitken I) mit suprasyndesmaler Wadenbeinfraktur, 10 Wochen Oberschenkelgipsverband. Volle Belastbarkeit des Beines, Wadenbeinpseudarthrose mit lokalen Schmerzen und mächtiger Vorwölbung. Sprunggelenkbeschwerden bei fester Gabel und intaktem Seitenbandapparat, keine Rotationsfehlstellung. Einfache Kompressionsosteosynthese mit Kleinfragmentplatte und voller knöcherner Durchbau innerhalb von 4 Monaten. Metallentfernung 7 Monate später, freie Sprunggelenkfunktion, Schmerzfreiheit

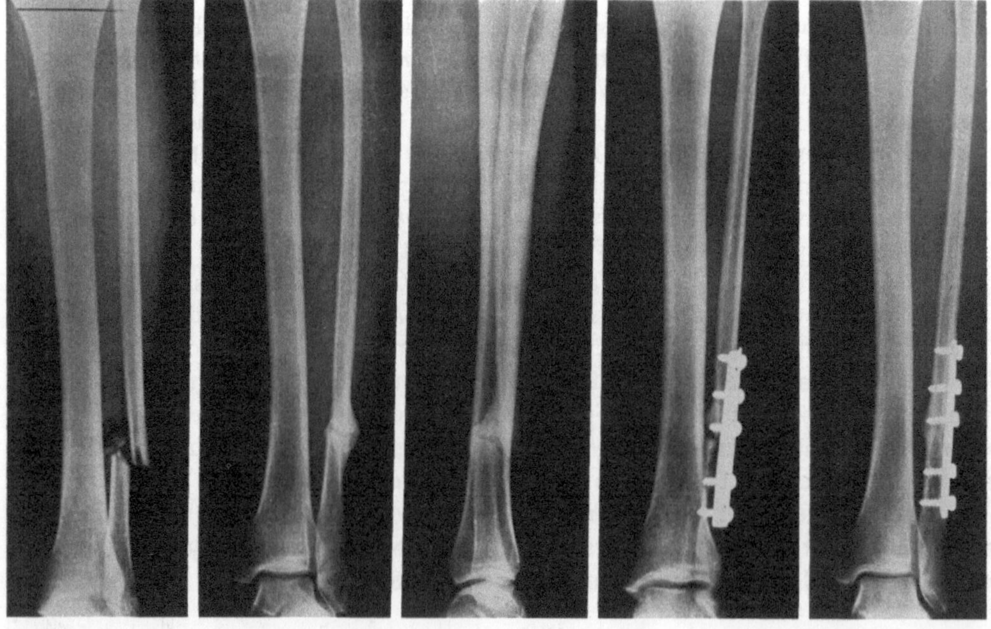

Abb. 54. (Legende s. nächste Seite)

Abb. 54. P.B. Unf.-Nr. 24.386/74. 18 a. Mopedunfall, offener, verschobener distaler Wadenbeinschaftbruch, infektfreie Wundheilung, Unterschenkelgipsverband. Anhaltende lokale Schmerzen bei Bruchheilung mit Verkürzung und Bewegungsschmerzen. Offene Reposition, Verlängerung und Spongiosainterposition, 5-Loch-Halbrohrplatte 4 Monate nach Unfall. Knöcherner Durchbau nach 1/2 Jahr, volle funktionelle Wiederherstellung

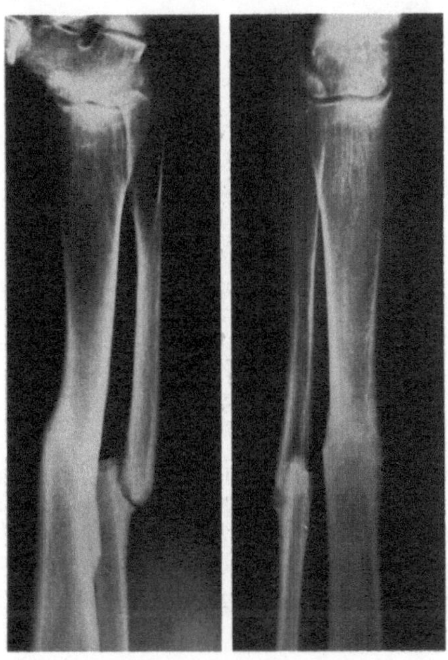

Abb. 55. M.L. Unf.-Nr. 8.694/75. 61 a. Verkehrsunfall, Unterschenkelschaftbruch. Gedeckte Schienbeinmarknagelung. Zunehmende Verkürzung bis zu 2,5 cm, typische Wadenbeinschaftpseudarthrose im mittleren Schaftdrittel mit lokalen Schmerzen bei knöcherner Heilung des Schienbeines und Marknagelentfernung. Korrekturoperation angezeigt

Tabelle 8. Wadenbeinschaftpseudarthrosen. Beschwerdehäufigkeit 69%. Von 9 schmerzhaften Pseudarthrosen drei operiert und zur vollen funktionellen und schmerzfreien Abheilung gebracht

	Pseudarthrosen	Schmerzhaft	Operiert
Wadenbeinresektion über 1,5 cm	8	5	1
Operierte Unterschenkelfraktur	3	2	
Distale Schienbeinepiphysenfraktur	1	1	1
Offene isolierte Wadenbeinschaftfraktur	1	1	1
Zusammen	13	9	3

68

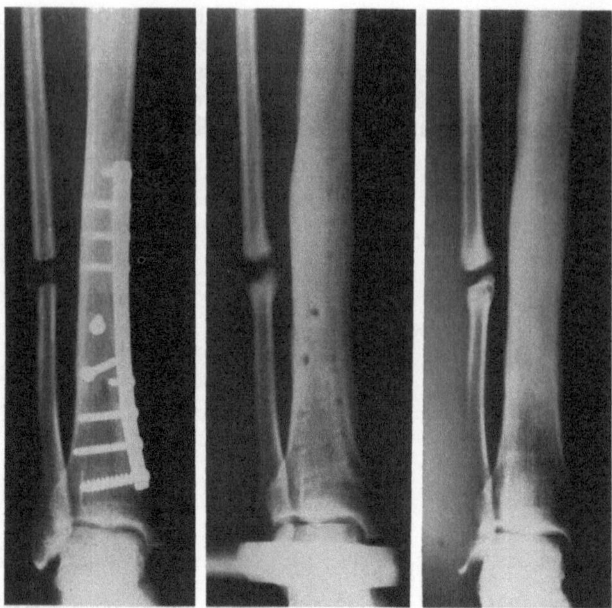

Abb. 56. W.K. Unf.-Nr. 6.077/73. Skiunfall, isolierter Schienbeindrehbruch. Zunehmende Varusfehlstellung, Wadenbeinresektion von 2 cm, Druckplattenosteosynthese. Metallentfernung nach 2 Jahren. Abschlußkontrolle nach 6 Jahren: verbliebene hypotrophische Wadenbeinschaft-Defektpseudarthrose bei voller Funktion und Beschwerdefreiheit

Nach Marknagelung kann ein sich langsam teleskopartig verkürzendes Schienbein zu einem stetig nach proximal rückenden distalen Wadenbeinschaftfragment führen. Durch dieses in Belastung und Muskelzug rhythmische Bewegungsspiel kann sich der Frakturspalt im ständigen Vorbeigleiten geradezu pfannenartig weiten und formen (Abb. 55). Diese meist hypotrophischen Pseudarthrosen führen zu Bewegungs- und Belastungsschmerzen. Der kleine Eingriff einer *operativen Stabilisation* unter Beachtung der anatomischen Verhältnisse an den Wadenbeingelenkanteilen bringt hier volle *Schmerzfreiheit.*.

Die große Mehrzahl der reaktiven wie auch der reaktionslosen Wadenbeinschaftpseudarthrosen findet sich nach therapeutisch gesetzter Resektion in Schaftmitte (Tab. 8). Dabei sind die atrophischen und gut abgedeckelten hypotrophischen Defekte in der Regel schmerzfrei (Abb. 50, 56), reaktive hypertrophische Formen im allgemeinen schmerzhaft (Abb. 57), im distalen Schaftdrittel stärker als in Schaftmitte.

Der ständige Schmerz in einer hypertrophen Wadenbeinschaftpseudarthrose fernab der syndesmotischen Verbindung zum Schienbein, sowohl beim Anspannen der Wadenmuskulatur als auch bei Belastung des Beines und bei vollem Durchbewegen im oberen Sprunggelenk, ist ein indirekter Hinweis auf die Vielzahl der Bewegungsabläufe des Wadenbeinkörpers, auch während der Lastaufnahme des Unterschenkels, ähnlich dem Beschwerdebild einer Schienbeinpseudarthrose unter Belastung. Unter Hinweis auf Kap. 3 soll so die operative Korrektur einer schmerzhaften Wadenbeinschaftpseudarthrose nicht der Entfernung einer „gelegentlich zwickenden und funktionell wertlosen Appendix" gleichgesetzt werden, erfolgt doch hier die Rekonstruktion eines in die Gesamtstatik und -dynamik des Beines eingebauten Röhrenknochens.

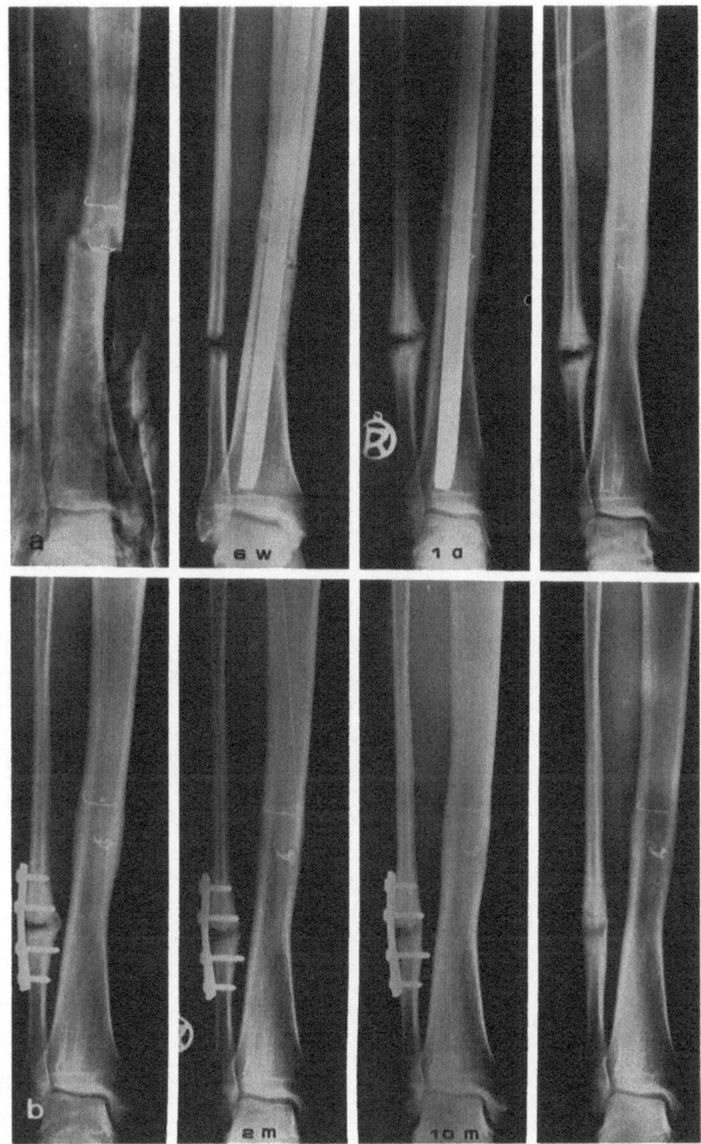

Abb. 57. a O.J. Unf.-Nr. 16.277/73. 18 a. Sturz im Bierzelt, seit Kindheit Cerclagereste im Schienbein, isolierter Schienbeinbruch mit zunehmender Varusfehlstellung, gedeckte Schienbeinmarknagelung mit Wadenbeinresektion von 2 cm. Voller Schienbeindurchbau nach 1 Jahr, hyperplastische, schmerzhafte Wadenbeinspeudarthrose, **b** 4-Loch-DC-Platte und knöcherner Durchbau innerhalb weiterer 10 Monate. Beschwerdefreiheit 1 Jahr nach der Operation und nach Metallentfernung. Rückbildung der fibularen Auftreibung

9 Biomechanische Untersuchungen zu Verformungsverhalten und Bruchfestigkeit der menschlichen Fibula in seitlicher Richtung

In einem weit ausgelegten Untersuchungsprogramm einer Arbeitsgruppe an der Technischen Universität München unter Asang zu den „Eigenschaften des menschlichen Beines" wurden Knochenbruchfestigkeit, Elastizität und Biegefähigkeit in ihrem Kraft-Zeit-Verhalten im distalen Schaftfünftelpunkt (frühere Schuhrandhöhe) und im distalen Schaftdrittelpunkt (schwächster Querschnitt des Schaftes) des *Schienbeines* für die ventrale und dorsale Durchbiegung (Posch 1971, Watzinger 1978) ermittelt, wobei die Belastung von dorsal her, etwa bei der modernen Rücklageskitechnik, eine 25%ige Belastbarkeitsverminderung des Schienbeines erbrachte. Bereits früher wurden statistisch abgesicherte Werte des Drehbruches beim Erwachsenen (Engelbrecht 1970), später auch für das fortgeschrittene Lebensalter (Guttenberger 1975), für Jugendliche und Kinder (Lange 1976), sowie für den Drehbruch mit überlagernder Biegebelastung (Höpp 1976), für die Biegung im quasistatischen (Sekunden-) Bereich, aber auch im dynamischen Bereich einer Zehntel- und Hundertstelsekunden-Belastung (Kuhlike 1976, Hauser 1977) experimentell gewonnen.

Dabei fand sich, daß die *Verletzungsgrenzen an der Schwelle der elastischen zur plastischen Verformung des Knochens* liegen und die individuelle Belastungsfähigkeit des Schienbeines neben dem Alter und der Belastungsart vor allem vom Knochenquerschnitt am Schaft abhängt. Als am Lebenden einfach zu bestimmende Ersatzgröße hat sich der Schienbeinkopfdurchmesser als statistisch hochsignifikant erwiesen (Asang 1972). Belastungen, die zum Bruch des Knochens führen, sind im statischen Bereich 20% niedriger als dynamische Stoßbelastungen. Es können so kurze Störkräfte, wie sie etwa beim Skilaufen auf das Bein einwirken, in einem höheren Ausmaß ertragen werden, als langsame, passive Belastungen oder aktiv gesetzte Steuerkräfte vom Sekunden- bis zum Zehntelsekundenbereich. Die Biegefestigkeit des Schienbeines hat sich dabei als zwei- bis dreimal so groß erwiesen wie seine Torsionsfestigkeit. Steigende Belastungsgeschwindigkeit führt vom zähen zum mehr spröden Bruchverhalten hin. Die Elastizitätsgrenze steigt an und der plastische Verformungsbereich nimmt dabei ab. Die Frakturform unterliegt bei Zunahme der Biege- und Drehbruchgeschwindigkeit keiner wesentlichen Veränderung.

Als „für das Bein des Skifahrers schlechthin repräsentatives Organ" (Asang et al. 1973) und Ort der schwersten typischen Skiverletzungen wurden diese Ergebnisse der biomechanischen Grundlagenforschung am Schienbein längst in die Praxis des Verletzungsschutzes für den Breitenskisport übernommen. Im Zusammenhang mit großteils telemetrisch gewonnenen Daten über die Aktions- und Reaktionskräfte, wie elektromyografisch gemessenen statischen und dynamischen Beinmuskelkräften während des Skilaufs (Asang et al. 1975, Scherm 1975, Schipek 1976), wurden nun jene Sicherheitsbegrenzer erfaßt, die in ihrer letzten Konsequenz zur „IAS[1]-Einstelltabelle für Skisicherheitsbindungen" geführt haben. Sie gaben aber auch Aufschluß, wie das Bindungsverhalten den biomechanischen Grenzwerten der Verletzungsschwelle einerseits und der notwendigen Festhaltekräfte

---

[1] Internationaler Arbeitskreis Sicherheit beim Skilauf, gegründet 1967

andererseits angepaßt sein muß, und führten zu Richtlinien für den Bau von Skisicherheitsbindungen (IAS-Richtlinien Nr. 100 u. 101).[2]

Das *Wadenbein* wurde dabei aufgrund seiner sicher untergeordneten und *bislang nur unvollständig definierten mechanischen Bedeutung* nicht weiter in diese biomechanischen Untersuchungen einbezogen. Nicht nur die wesentlich größere Schwierigkeit, ein den natürlichen Gegebenheiten entsprechendes, kombiniertes Schienbein-Wadenbeinversuchsmodell zu erhalten und zu bearbeiten, waren Grund hierfür, sondern auch die Tatsache, daß die Kraftaufnahme durch das Wadenbein, gleich welcher Größe, bei der Suche nach der *unteren Belastbarkeitsgrenze*, also jener Grenze, an der bereits ein knöcherner Schaden am Schienbein eintreten kann, in allen Belastungsrichtungen nur ein weiteres Sicherheitspolster in der Erstellung von individuellen Skibindungseinstellwerten bedeuten würde. Dies gilt besonders für den dynamischen Zeitbereich, in dem die träge Beingesamtmasse bereits erhöhten Verletzungsschutz bietet, und nicht so sehr unter langsamer Krafteinwirkung, unter der sich die Gesamtbelastbarkeit des Unterschenkels jener des Schienbeines allein stark annähern soll (Hauser 1977).

9.1 Ziel der Untersuchungen

Es stellte sich also die Aufgabe, getrennt für die quasistatische Biegebelastung im *Sekundenbereich* wie für die dynamische Beanspruchung im *Hundertstelsekundenbereich*, in den den Schienbeinexperimenten vergleichbaren Modellversuchen (Abb. 58 a,b) meßtechnisch gesicherte *Aussagen* über das *Verformungsverhalten* und die *Festigkeit* des menschlichen Wadenbeines zu erlangen, mit statistisch abgesicherten Werten Angaben über die „Elasticität und Festigkeit" (Messerer 1880) des Wadenbeines zu ergänzen, und mittlere Werte für die Festigkeit und die Verformungseigenschaften des Wadenbeines aufzustellen. Zusätzlich sollte untersucht werden, ob, ähnlich dem Schienbeinkopfdurchmesser, der Außenknöcheldurchmesser als *Belastungskenngröße* verwertbar ist.

In Anlehnung an die äußere Gewalteinwirkung durch den lateralen oberen Skischuhrand, der zur Wadenbeinschaftschuhrandfraktur führen kann (Kap. 5), wurde die *Belastung* an der *distalen Zweifünftelgrenze* und ihre *Richtung* von *lateral her* gewählt. Dabei wurden Biegekraft-Durchbiegungs-Diagramme und Kraft-Zeit-Diagramme aufgezeichnet, um das Verformungsverhalten des Wadenbeines bis zum Bruch feststellen zu können. Es wurden keine Drehbrüche simuliert und keine Bruchversuche unter Belastung in der Längsachse des Knochens durchgeführt (Leitz 1970).

Auf den Skilauf bezogen wurde so die Beanspruchbarkeit des Wadenbeines unter einer aktiv gesetzten, seitlichen Steuerkraft, unter dem Einfluß einer sehr kurzen Störkraft und während des Sturzgeschehens erkundet.

---

[2] TÜV-Verlag, München

9.2 Quasistatischer Biegebelastungsversuch

9.2.1 Aufbau

Die Wadenbeine wurden mit Kopf und Außenknöchel (Abb. 59) in Halbschalen (d) gelagert, die, quer zur Längsachse 27° geneigt, auf einer Grundplatte montiert waren. Eine Zwinge (g) sicherte den Wadenbeinkopf gegen Verdrehung. Die Lagerelemente wurden

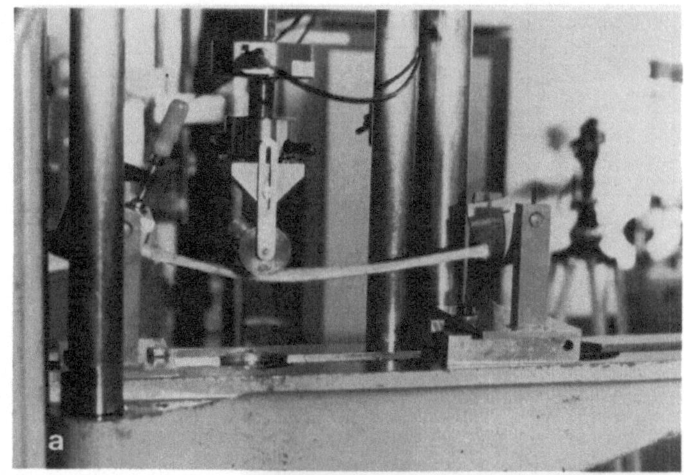

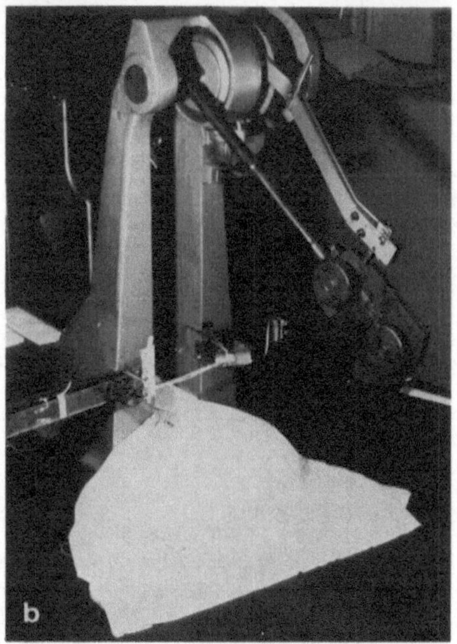

Abb. 58. a Lagerung eines Wadenbeines zum quasistatischen Biegebelastungsversuch in einer Universalprüfmaschine (MAN) nach Kraftaufnahme durch den walzenförmigen Biegedorn. **b** Lagerung eines Wadenbeines im Pendelschlagwerk (Wolpert) vor Auslösung des Schlaghammers zum dynamischen Biegebelastungsversuch

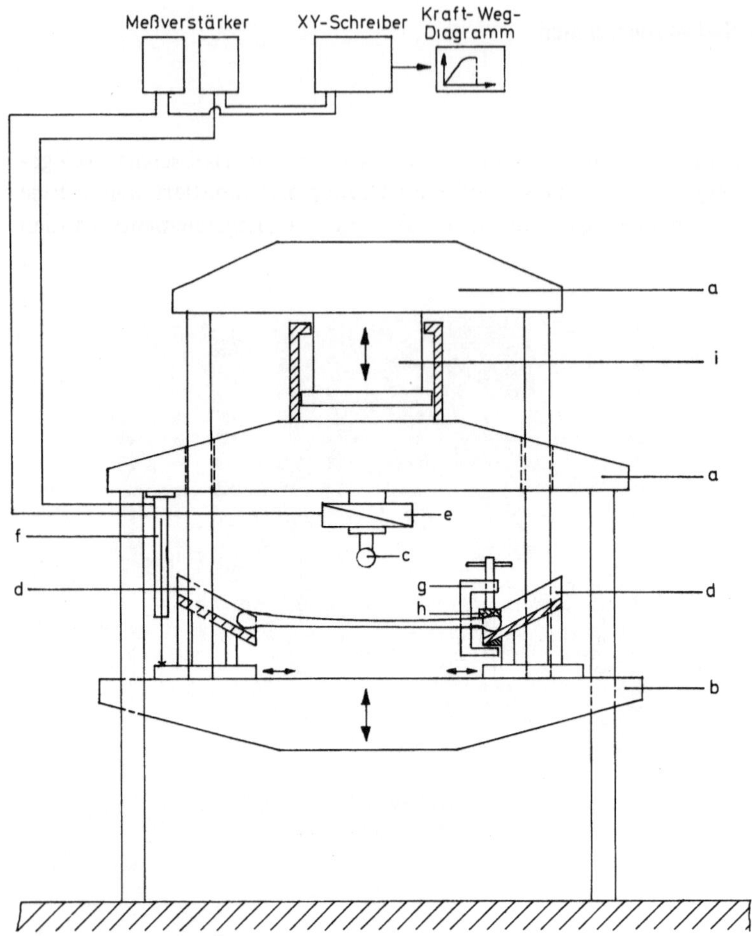

Abb. 59. Versuchs- und Meßeinrichtung zur quasistatischen Biegebelastung von Waden-
beinen:

a Universalprüfmaschine (MAN),
b Biegejoch,
c Biegedorn 50 mm ø,
d Auflageschalen,
e Krafmeßdose bis 5000 N (Hottinger Balwin Meßtechnik),
f Induktiver Wegaufnehmer ± 100 mm, Trägerfrequenz – Meßverstärker KWS-T5 (Hottinger Balwin Meßtechnik),
g Haltezwinge,
h Einspannklotz,
i Belastungshydraulik

auf dem Biegejoch (b) einer *20-t-MAN-Universalprüfmaschine* (a) so befestigt, daß der im
Durchmesser 50 mm große walzenförmige Biegedorn (c) an der gewünschten Stelle auflag.
Der ausfahrende, hydraulische Belastungskolben (i) erzeugte das Biegemoment. Die gesamte Einrichtung entsprach der üblichen Anordnung für Biegeversuche in Universalprüf-
maschinen (Abb. 58a, 59).

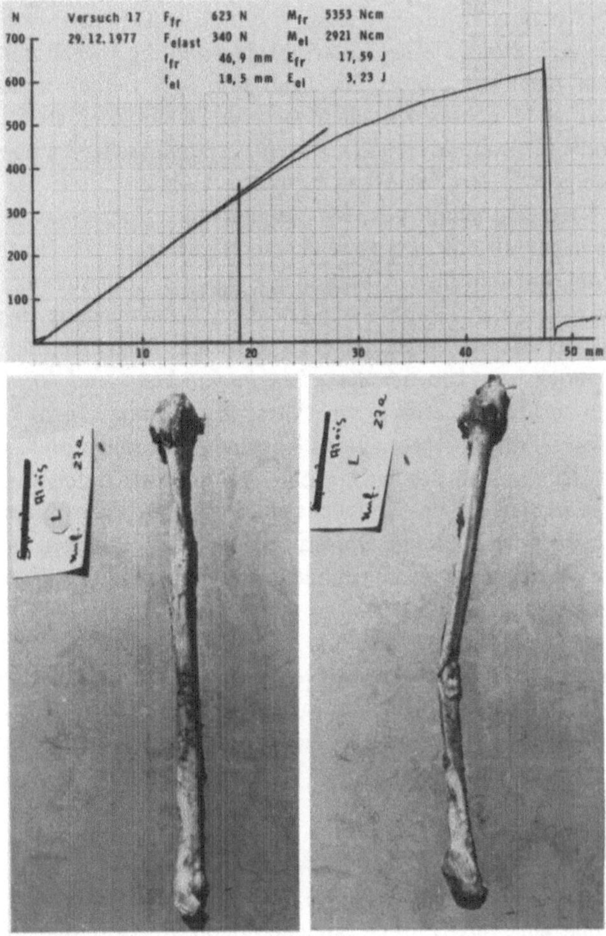

Abb. 60. Biegekraft-Durchbiegungs-Diagramm eines quasistatischen Biegebelastungsversuches des Wadenbeines mit fotografischer Dokumentation des Knochens vor und nach Belastung (Bruchform)

Die Messung der Biegekraft erfolgte mit einer *elektronischen Kraftmeßdose* (e), die zwischen dem hydraulischen Belastungskolben und dem Biegedorn angebracht wurde. Ein *induktiver Wegaufnehmer* (f) ermittelte die Durchbiegung, den relativen Weg des Biegejoches gegen den Maschinenfestpunkt am Biegedorn.

Über zwei Trägerfrequenz-Meßverstärker wurden die Meßsignale des Kraft-Weg-Aufnehmers verstärkt, damit an einem XY-Koordinatenschreiber das *Biegekraft-Durchbiegungs-Diagramm* aufgezeichnet werden konnte (Abb. 60).

Die Belastung des zu prüfenden Knochens erfolgte nach Eichung der Meßgeräte mit einer angenähert konstanten Belastungsgeschwindigkeit (v = 1 mm/sec).

9.2.2 Durchführung

Die luftdicht in einem Plastikbeutel eingeschweißten und *tiefgefrorenen Wadenbeine* wurden mehrere Stunden vor dem Versuch dem Tiefkühlraum entnommen, in beiden Ebenen zum Ausschluß eines knöchernen Vorschadens röntgenologisch kontrolliert und unter

Zimmertemperatur aufgetaut. Das Kontingent entsprach einer durchschnittlichen Skifahrerpopulation Erwachsener bis zum 60. Lebensjahr — Verunfallte oder akut Verstorbene. Nach Posch (1971) unterscheiden sich die Biegebruchmomente leichenfrischer Schienbeine nicht von unmittelbar nach dem Tode tiefgefrorenen und kurz vor dem Versuch aufgetauten, feuchten Knochen. Gerade Feuchtigkeit ist für die Biegsamkeit von Bedeutung (Smith u. Walmsley 1959), neben körperähnlicher Temperatur (Sedlin 1965) und weiteren untergeordneten Faktoren (Zuppinger 1904).

Nach Entnahme aus der Verpackung erfolgte das Anlegen eines Versuchsprotokolls, das neben allgemeinen Daten (Alter, Geschlecht, Todesursache, Sektionsnummer) folgende Kenngrößen enthielt: Gesamtlänge (l_{ges}) in cm, Außenknöcheldurchmesser in mm, Biegedurchmesser am Punkte der höchsten Schaftbiegung in mm, Distanz zwischen den Auflageflächen am Versuchsgerät (l_f) in cm, Angriffspunkt der Biegekraft in 2/5 l_f in cm, Biegerichtung. Um den *Knochen in feuchtem und frisch aufgetautem Zustand* zum Versuch zu bringen, erfaßte eine Versuchsreihe nur 15—20 Wadenbeine. Die Eichung der Meßgeräte wurde in regelmäßigen Abständen zwischen mehreren Einzelversuchen kontrolliert. Das Einspannen des Wadenbeines an seinem Köpfchen mußte einerseits ausreichend sein, um ein „Setzen" des Knochens am Beginn der Belastung möglichst zu vermindern und auch während der weiteren Druckaufnahme ein Verrücken und somit eine Änderung der Belastungsrichtung zu unterbinden, andererseits durfte keine Eigenspannung des Knochens dabei erzeugt werden.

Die Bruchformen wurden nach dem Aufzeichnen des Biegekraft-Durchbiegungs-Diagramms *fotografisch dokumentiert* (Abb. 60). Letztlich erfolgte noch, nach querer Durchtrennung des Knochens proximal und distal seiner Bruchzone, für weitere, hier nicht gegenständliche Fragestellungen die Abnahme eines Stempeldruckes des Knochenquerschnittes.

9.2.3 Auswertung

Das *Biegekraft-Durchbiegungs-Diagramm* (Abb. 60, 61) zeigt bei zunehmender Lastaufnahme eine relativ steile, annähernd lineare Durchbiegung, entsprechend dem elastischen Biegeverhalten des Wadenbeines bis zu jenem Punkt (F_{el}), an dem es durch Wegnahme der Last noch zu einer vollen Rückverformung in die Ausgangslage kommt. Dann flacht die Kurve bis zu ihrem Gipfel im Bereiche des plastischen, nicht reversiblen Biegeweges ab, um beim Bruch des Wadenbeines (F_{fr}) senkrecht abzufallen.

Ein am Kurvenanfang kurz verzögertes Ansteigen in manchen Fällen entspricht der Überwindung eines kleinen Totweges, etwa durch Weichteilauflagerung an der Auflagefläche des Wadenbeines, bis Last aufgenommen werden kann. Gelegentliche kleine Verzackungen im Kurvenverlauf entsprechen Einstellvorgängen des Knochens während der Druckaufnahme. Der nicht senkrechte Kurvenabfall nach Bruch entspricht der üblichen Trägheit des Systems.

Die maximale Durchbiegung bis zur Elastizitätsgrenze (f_{el}), bis zum Bruch (f_{fr}), die elastische Grenzbelastung (F_{el}) und die Bruchlast (F_{fr}) können aus den geeichten Diagrammen abgelesen werden. Das elastische Moment (M_{el}) und das Frakturmoment (M_{fr}) werden in dieser Versuchsanordnung bei Belastung der distalen Zweifünftelgrenze des Knochens rechnerisch ermittelt (Abb. 62) und in Ncm ausgedrückt.

Die Energieaufnahme bis zur elastischen Grenzbelastung (E_{el}) und die Energieaufnahme für den plastischen Verformungsbereich (E_{pl}) können planimetrisch aus den Diagrammen

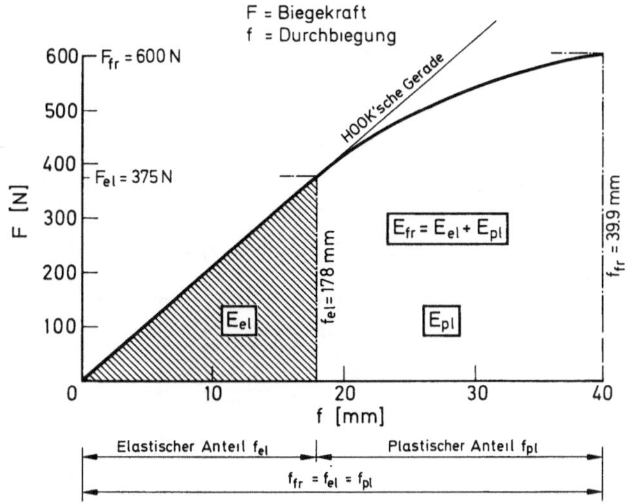

Abb. 61. Biegekraft-Durchbiegungs-Diagramm mit Kenngrößen

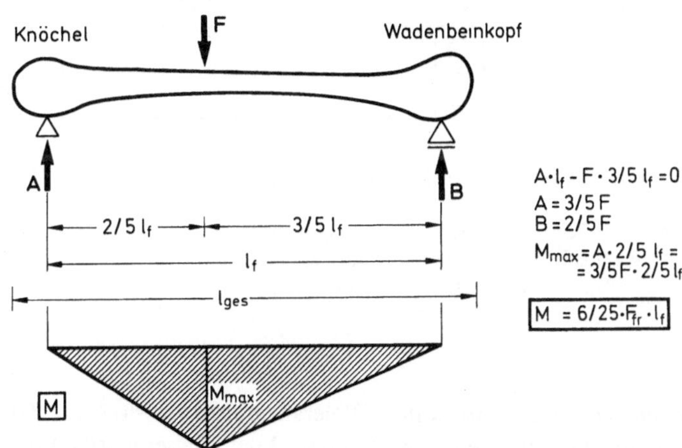

Abb. 62. Versuchsanordnung mit Belastung an der distalen Zweifünftelgrenze und Berechnung des Frakturbiegemoments

entnommen werden. Sie ergeben addiert jene Energie, die zum Auslösen der Fraktur nötig ist (E_{fr}) und in J ausgedrückt wird.

Zur Beurteilung des plastischen Werkstoffverhaltens wird das Verhältnis des Frakturbiegemomentes zum elastischen Grenzbiegemoment in einer Stützziffer η ausgedrückt ($M_{fr}:M_{el}$).

Von den Identifikationsdaten und Versuchswerten werden die Mittelwerte mit ihrer Standardabweichung errechnet, in einer *Korrelationsrechnung* erfolgt die Prüfung der Abhängigkeit verschiedener Versuchsmerkmale untereinander (Abb. 63), und in umfangreichen *Regressionsanalysen* werden die Zusammenhänge zwischen Werten mit noch erkennbarem Korrelationsgrad bestimmt, sowohl die *Regressionsgerade*, die *obere und untere Ver-*

● stark
◕ ausgeprägt
◑ gut erkennbar
○ schwach

		1	2	3	4	5	6	7	8	9	10	11	12
		Alter	Geschlecht	links/rechts	l_{gesamt}	Außenkn ø	Umf 2/5 P	M_{el}	f_{el}	E_{el}	M_{fr}	f_{fr}	E_{fr}
1	Alter												
2	Geschlecht												
3	links/rechts												
4	l_{gesamt}		◑										
5	Außenkn ø		◑		○								
6	Umf. 2/5 P												
7	M_{el}				○								
8	f_{el}	○			○			◑					
9	E_{el}	○			○			●	●				
10	M_{fr}	○	○		○	○		◕		◑			
11	f_{fr}	◑			○				○		○		
12	E_{fr}	○						○		○	●	●	

Abb. 63. Biegung: Korrelationsgrad der Versuchsmerkmale. Bewertungsschema:
● = $\geq$ 0,75 = stark;
◕ = < 0,75... $\geq$ 0,65 = ausgeprägt;
◑ = < 0,65... $\geq$ 0,50 = gut erkennbar;
○ = < 0,50... $\geq$ 0,30 = schwach

trauensgrenze und die untere Toleranzgrenze für 80% der Grundgesamtheit, je mit einer statistischen Sicherheit von 95% berechnet. Dabei wurde auf Regressionskurven 2. Grades in Anlehnung an Wittmann (1973) verzichtet. Die Vertrauensgrenzen geben jenen Bereich an (Hüllkurven), in dem die Regressionsgerade bei einer beliebigen Stichprobe aus der Grundgesamtheit mit einer statistischen Sicherheit von 95% liegt. Jenes Limit, über dem sich bei 80% der Grundgesamtheit, wiederum mit einer statistischen Sicherheit von 95%, die ermittelten Werte bewegen, kennzeichnet die untere *Toleranzgrenze.*

9.2.4 Versuchsergebnisse

Von 50 quasistatischen Biegebelastungen des Wadenbeines bei 40 männlichen und 10 weiblichen Knochen (26 rechte und 24 linke Wadenbeine) sind die erhaltenen Mittelwerte mit ihren Standardabweichungen in Tabelle 9 zusammengestellt.

Das mittlere Frakturbiegemoment (M_{fr}) beträgt 4.890 Ncm (Standardabweichung: ± 27,7%). Zur Fraktur (E_{fr}) sind 14,55 J (± 36,2%) nötig. Das elastische Grenzbiegemoment (M_{el}) wird mit 2.515 Ncm ($\pm$ 28,2%) ermittelt. Hierzu beträgt die Energieaufnahme bis zur elastischen Grenzbelastung (E_{el}) 2,5 J ($\pm$ 45,2%).

Das Verhältnis M_{fr} zu M_{el} (Stützziffer η) ist mit 1,97 ($\pm$ 12,7%) deutlich größer als jenes des Schienbeines, das von Watzinger (1978) in ventraler Biegung mit 1,34 ($\pm$ 9,4%) und bei dorsaler Belastungsrichtung mit 1,24 ($\pm$ 2,3%) angegeben wird. Dies spricht für den *hohen plastischen Biegebereich*, der sich auch in den großen Durchbiegewerten von 42,2 mm ($\pm$ 23,2%) bis zum Bruch und bei nur 15,6 mm ($\pm$ 30,0%) bis zur Elastizitätsgrenze äußert. Es ist so auch das Grenzverformungsverhältnis in $f_{fr}{:}f_{el}$ (γ) mit 2,8 ($\pm$ 31,3%) deutlich höher als am Schienbein mit 2,0 für die ventrale und 1,61 für die dorsale Biegung.

Diese Ergebnisse aus den Wadenbeinbruchversuchen können mit Belastungsangaben des Schienbeines in *keine* Relation gebracht werden. Schienbeinversuche wurden nämlich an der distalen Drittel- bzw. Fünftelgrenze des Schaftes durchgeführt, während die Wadenbeinversuche an der distalen Zweifünftelgrenze erfolgten. Eine Umrechnung ist *nicht* möglich.

Die *Bruchformen* sind vielseitig und ungesetzmäßig, zu einem Drittel Stückbrüche, jedoch auch schraubenartige Bruchformen mit Aussprengung mehrerer Keile. Sie sind selten exakt direkt in Höhe der einwirkenden Kraft, häufig etwas proximal davon, zum Teil in einer Streubreite bis zu einigen cm zum Kraftaufnahmepunkt hin. Diese Formen entsprechen zum Teil jenen sägeförmigen Bruchlinien, wie sie bereits Haase (1937) bei einer erhaltenen Längsstruktur des Knochens für das Gesamtbild eines *plastischen Bruchverhaltens* beschrieben hat.

In der Korrelationsanalyse, die für 12 Merkmale (Abb. 63) durchgeführt wurde, fand sich neben einer guten Korrelation (0,65–0,50) zwischen der Länge bzw. dem Außenknöcheldurchmesser und dem Geschlecht sowie zwischen Durchbiegung (f_{fr}) und Alter

Tabelle 9. Versuchsergebnisse der quasistatischen seitlichen Wadenbeinbelastungen im distalen 2/5-Punkt

	Abkürzung	Maßan-gabe	Mittel-wert	Standardabw. $\pm$ (%)
Alter		Jahre	34	12,0
Gesamtlänge	l_{ges}	cm	38,2	7,0
Außenknöcheldurchmesser	Außenkn. Ø	cm	2,7	10,7
Umfang distaler Zweifünftel-punkt	Umf. 2/5 P.	cm	4,4	6,6
Elastisches Grenzbiege-moment	M_{el}	Ncm	2.515	28,2
Maximale Durchbiegung bis zur Elastizitätsgrenze	f_{el}	mm	15,6	30,0
Energieaufnahme bis zur elastischen Grenzbelastung	E_{el}	J	2,5	45,2
Frakturbiegemoment	M_{fr}	Ncm	4.890	27,7
Maximale Durchbiegung beim Bruch	f_{fr}	mm	42,2	23,2
Energieaufnahme bis zum Bruch	E_{fr}	J	14,55	36,2
Stützziffer M_{fr}/M_{el}	η		1,97	12,7
Grenzverformungs-verhältnis f_{fr}/f_{el}	γ		2,8	31,3

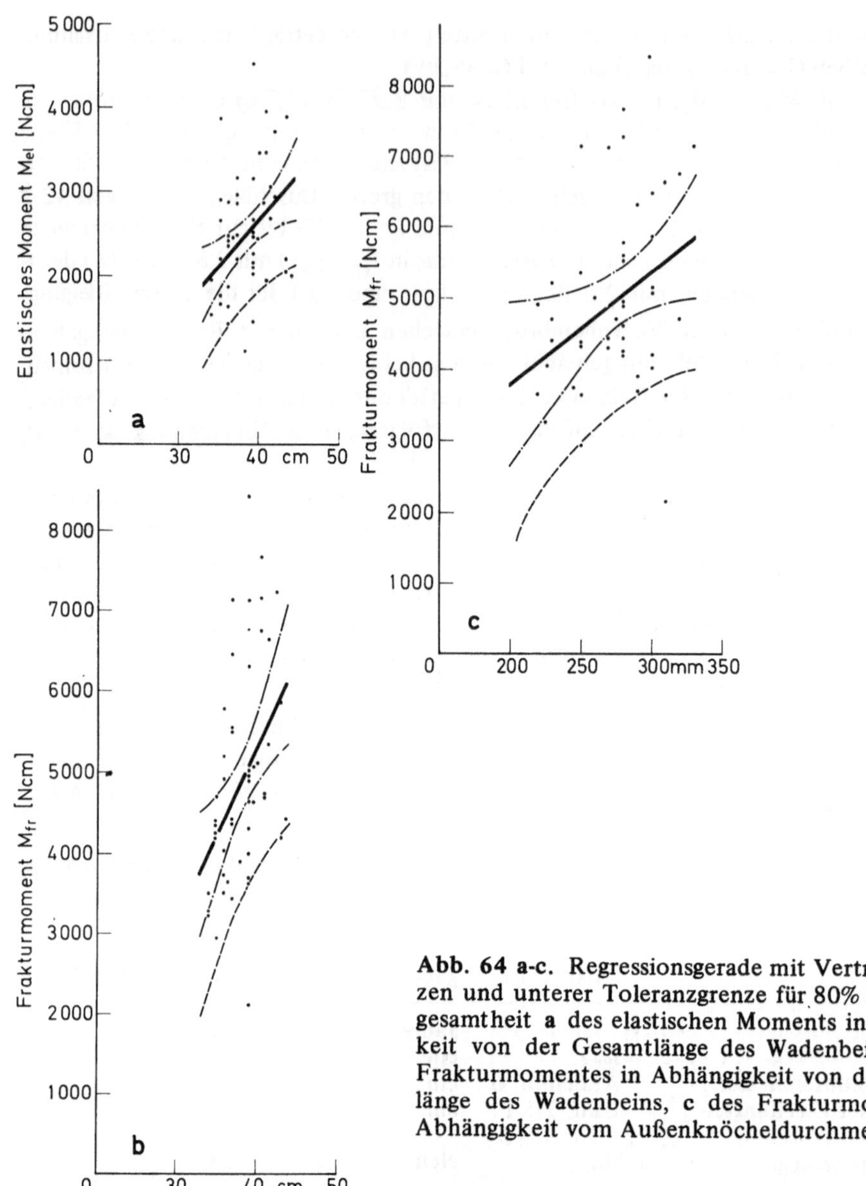

Abb. 64 a-c. Regressionsgerade mit Vertrauensgrenzen und unterer Toleranzgrenze für 80% der Grundgesamtheit **a** des elastischen Moments in Abhängigkeit von der Gesamtlänge des Wadenbeines, **b** des Frakturmomentes in Abhängigkeit von der Gesamtlänge des Wadenbeins, **c** des Frakturmomentes in Abhängigkeit vom Außenknöcheldurchmesser

keine weitere gut erkennbare, ausgeprägte oder gar starke, sondern nur schwache Korrelation (unter 0,30 besteht keine statistisch gesicherte Abhängigkeit mehr).

Die Regressionsanalysen sind, wie in Abschnitt 9.2.3 aufgeführt, für das elastische Moment (M_{el}), das Frakturmoment (M_{fr}) in Abhängigkeit zur Gesamtlänge des Wadenbeines und für das Frakturmoment (M_{fr}) in Abhängigkeit zum Außenknöcheldurchmesser in Abb. 64 a-c dargestellt. Abhängigkeiten der anatomischen Gegebenheiten des Knochens untereinander wurden für das untersuchte Kontingent der Biege- und Belastungsversuche zusammen in Abschnitt 9.3.4 ausgewertet.

So konnten keine anatomischen Maße oder gar am Lebenden leicht bestimmbare Parameter, ähnlich dem Schienbeinkopfdurchmesser, für das Schienbein in eine signifikante Beziehung zu den Belastungswerten des Wadenbeines gebracht werden.

9.3 Dynamischer Biegebelastungsversuch

9.3.1 Aufbau

Zur Prüfung wurde ein *Pendelschlagwerk* (Abb. 58b, 65) verwendet. Die Lagerung der Wadenbeine erfolgte wie in der quasistatischen Versuchsanordnung in zwei 27° geneigten Halbschalen (d), die auf einer Grundplatte montiert waren. Die Lagerelemente wurden auf je einen Kraftaufnehmer (b) so in das Schlagwerk eingebaut, daß der Schlaghammer (e) an der gewünschten distalen Zweifünftelgrenze auftraf. Das Biegemoment wurde durch das Herabfallen des Schlaghammers, der um eine Achse pendelnd aufgehängt war, erzeugt. Diese Einrichtung entsprach der üblichen Anforderung für den Kerbschlagversuch einer Werkstoffprüfung.

Die Messung der Biegekraft erfolgte über *zwei Biegebalken*, die mit *Dehnungsmeß-streifen* (c) beklebt waren. Das direkte Anbringen einer Kraftmeßdose am Schlagpendel selbst war nicht möglich.

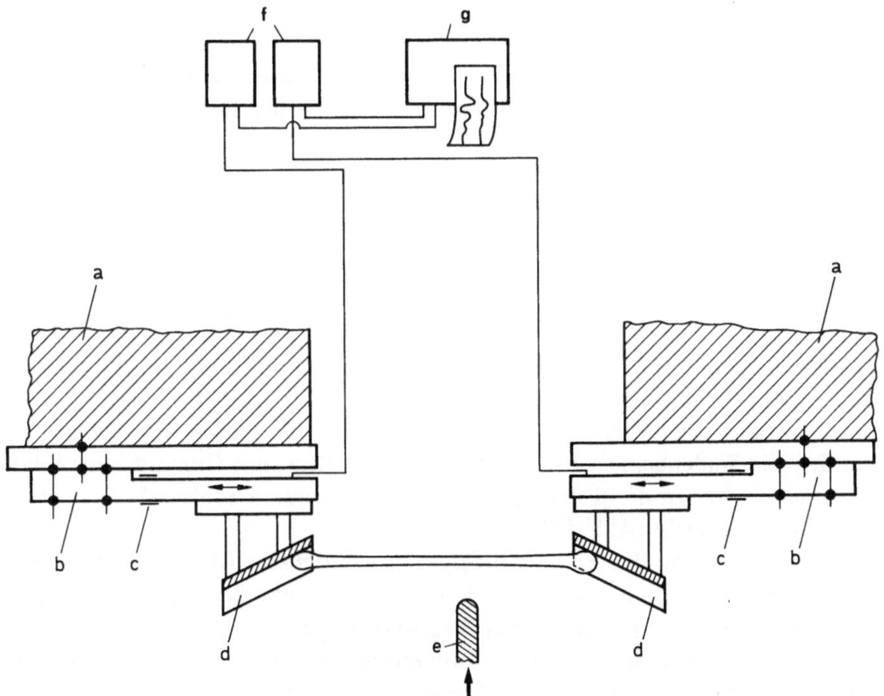

Abb. 65. Versuchs- und Meßeinrichtung zur dynamischen Biegebelastung von Waden-beinen:
a Pendelschlagwerk (Wolpert)
b Kraftaufnehmer,
c Dehnungsmeßstreifen in Wheatstone Brückenschaltung,
d Auflageschalen,
e Schlaghammer (25 mm ⌀ , Wolpert)
f Trägerfrequenz-Meßverstärker KWS-T5 (Hottinger Balwin Meßtechnik),
g UV-Schleifenoscillograph (Metrawatt)

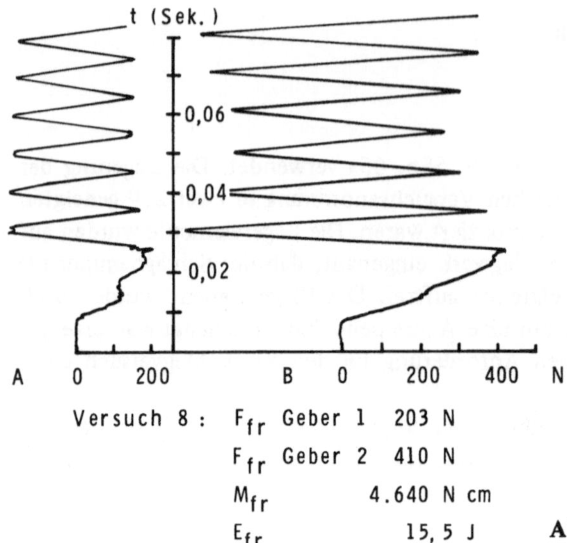

Versuch 8 : F_{fr} Geber 1   203 N

F_{fr} Geber 2   410 N

M_{fr} 4.640 N cm

E_{fr} 15, 5 J

Abb. 66. Biegekraft-Biegezeit-Diagramm

Über zwei Trägerfrequenz-Meßverstärker wurden nun die Signale der beiden Kraftaufnehmer soweit angehoben, daß an einem *UV-Schleifenoscillographen* die Aufzeichnung der beiden Biegekräfte und die Einwirkungszeit des Schlages bis zum Bruch des Wadenbeines erfolgen konnte.

In diesem Kraft-Zeit-Diagramm stellte sich so die Aufzeichnung des Bruchgeschehens im *Hundertstelsekundenbereich* dar (Abb. 66).

9.3.2 Durchführung

Die Vorbereitung des Untersuchungsgutes und die Erstellung des Versuchsprotokolls erfolgte wie in Abschnitt 9.2.2 ausgeführt.

Nach Eichung der Meßgeräte — auch während des Versuchs in regelmäßigen Abständen — wurden die Wadenbeine locker in ihre Schalen gelegt, mit Gummibändern eingespannt und von lateral her an der distalen Zweifünftelgrenze durch Schlagarbeit im Pendelschlagwerk zu Bruch gebracht (Abb. 58b).

Nach Aufzeichnung des *Biegekraft-Biegezeit-Diagrammes* (Abb. 66) mit Hilfe des UV-Schleifenoscillographen erfolgte die fotografische Dokumentation der Bruchformen.

Wie bereits bei den quasistatischen Biegebelastungsversuchen wurde nun auch für eine (hier nicht gegenständliche) weitere Auswertung proximal und distal der Frakturzone der Knochenschaft durchtrennt, ein Stempelabdruck zur Dokumentation des Knochenquerschnittes und dabei insbesondere des Corticalismusters auf Millimeterpapier abgenommen.

Die *Auftreffgeschwindigkeit des Pendelhammers* sowie seine Schlagkraft können mittels Variierung der Auslösehöhe eingestellt werden. An einer Meßskala ist die vorgegebene potentielle Energie in Abhängigkeit von der Auslenkung des Pendels aus der O-Lage und die in der Folge vom Knochen während des Bruchvorganges absorbierte Energie durch einen mitgeführten Schleppzeiger ablesbar.

9.3.3 Auswertung

Das *Kraft-Zeit-Diagramm* (Abb. 66), das über zwei Biegebalken (Punkt A u. B) aufgezeichnet wurde, zeigte nach Belastungsbeginn zunächst einen annähernd geradlinigen Anstieg der Kurve bis zur Elastizitätsschwelle. Da nur eine annähernde Weg-Zeit-Proportionalität in diesem Geschwindigkeitsbereich bestand, war jedoch das elastische Biegemoment technisch nur unzureichend ausmeßbar. Nach Erreichen der Elastizitätsschwelle bogen die Kurven in einem individuell sehr unterschiedlichen Verlauf von dieser Geraden ab und fielen nach Aufnahme der Höchstlast jäh in ihre schleifenförmige Ruhestellung zurück. Ablesbar waren *Auflagekräfte* und *Frakturzeit*. Das Bruchbiegemoment (M_{fr}) war aus beiden Kurven getrennt errechenbar (Abb. 62). Es wurde aus versuchstechnischen Gründen als arithmetisches Mittel aus beiden am Auflager errechneten Biegemomenten in Ncm ausgedrückt.

Die angebotene und verbrauchte Energie (E_{fr}) war direkt am Gerät in J ablesbar.

Wie im quasistatischen Biegeversuch wurden für Grunddaten und Versuchswerte die Mittelwerte mit ihren Standardabweichungen errechnet, in einer *Korrelationsrechnung* erfolgte die Prüfung einer etwaigen Abhängigkeit sämtlicher Werte untereinander (Abb. 67) und in der nachfolgenden *Regressionsanalyse* wurden die Zusammenhänge zwischen jenen Werten, die noch einen erkennbaren Korrelationsgrad aufwiesen, verarbeitet, in ihrer Regressionsgeraden mit oberer und unterer Vertrauensgrenze und unterer Toleranzgrenze für 80% der Grundgesamtheit, je mit einer statistischen Sicherheit von 95% berechnet.

● stark ◕ ausgepragt ◐ gut erkennbar ○ schwach	1 Alter	2 Geschlecht	3 links/rechts	4 lgesamt	5 Außenkn.ø	6 Umf. 2/5 P	7 M_{fr}
1 Alter	▨						
2 Geschlecht		▨					
3 links/rechts			▨				
4 lgesamt	◐	○		▨			
5 Außenkn ø	○	○		○	▨		
6 Umf 2/5 P	◐			○	○	▨	
7 M_{fr}	○	○		○	◐	◐	▨

Abb. 67. Schlag: Korrelationsgrad der Versuchsmerkmale. Bewertungsschema:
● =   ≥ 0,75   =   stark;
◕ = < 0,75... ≥ 0,65   =   ausgeprägt;
◐ = < 0,65... ≥ 0,50   =   gut erkennbar;
○ = < 0,50... ≥ 0,30   =   schwach

84

9.3.4 Versuchsergebnisse

Von 47 dynamischen Bruchversuchen des Wadenbeines bei 37 männlichen und 10 weiblichen Knochen sind die erhaltenen Mittelwerte mit ihren Standardabweichungen in Tabelle 10 zusammengestellt.

Das mittlere Bruchmoment (M_{fr}) beträgt 3.573 Ncm (± 32,4%) bei einer Energieaufnahme bis zur Fraktur von 8,3 J (± 39,9%).

Aufgrund des nicht ausreichend genauen Kraft-Zeit-Diagrammes können keine Werte für das elastische Grenzbiegemoment (M_{el}) und die mit ihm verbundenen Werte ermittelt werden.

In der Korrelationsanalyse findet sich neben einer guten Abhängigkeit (0,50–0,65 Korrelationsgrad) zwischen Gesamtlänge, Umfang im distalen Zweifünftelpunkt des Wadenbeines und Alter sowie Außenknöcheldurchmesser und Umfang im distalen Zweifünftelpunkt mit dem Frakturmoment keine weitere ausgeprägte oder starke Abhängigkeit (Abb. 67). Die erstellten Regressionsanalysen zwischen Gesamtlänge des Wadenbeines und Außenknöcheldurchmesser zum Frakturmoment wurden gleich wie im quasistatischen Versuch (Abschnitt 9.2.4) gerechnet und ausgezeichnet (Abb. 68 a-b).

Auch hier können die Belastungsangaben mit Werten aus den Schienbeinbruchreihen in *keine* Relation gebracht werden, wie dies in Abschnitt 9.2.4 bereits begründet wurde.

80% der Frakturen waren Stück- und Trümmerbrüche mit einer queren Hauptbruchlinie über der direkten Aufprallfläche des Pendelhammers ohne weitere erkennbare Gesetzmäßigkeit.

In einer Korrelationsrechnung der Eigenmaße sämtlicher zur Biege- und Schlagbelastung herangezogener Wadenbeine ergaben sich ebenfalls nur schwache verbindende Merk-

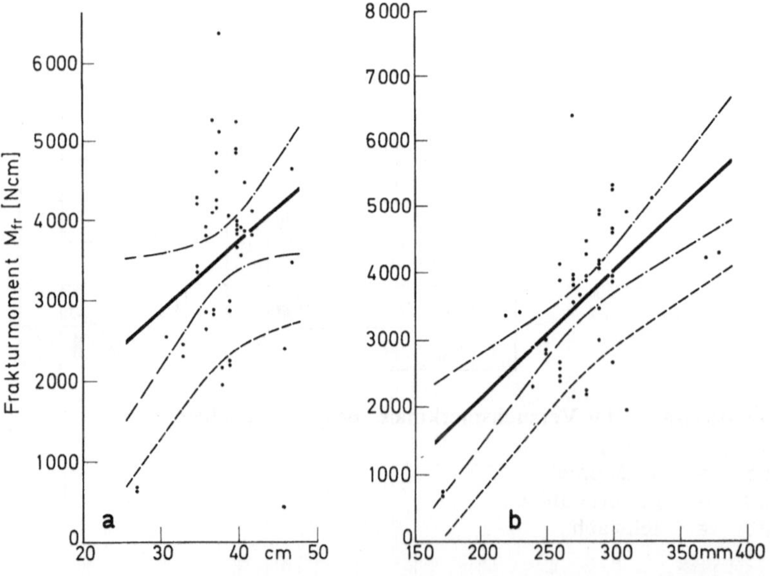

Abb. 68 a,b. Regressionsgerade mit Vertrauensgrenzen und unterer Toleranzgrenze für 80% der Grundgesamtheit **a** des Frakturmomentes in Abhängigkeit von der Gesamtlänge des Wadenbeines, **b** des Frakturmomentes in Abhängigkeit vom Außenknöcheldurchmesser

Tabelle 10. Versuchsergebnisse der dynamischen seitlichen Wadenbeinbelastungen im distalen 2/5-Punkt

	Abkürzung	Maßangabe	Mittelwert	Standard-abw. ± (%)
Alter		Jahre	34	31,1
Gesamtlänge	l_{ges}	cm	38,0	9,6
Außenknöcheldurchmesser	Außenkn. Ø	cm	2,8	12,7
Umfang distaler Zweifünftelpunkt	Umf. 2/5 P.	cm	4,2	11,9
Frakturbiegemoment	M_{fr}	Ncm	3.573	32,4
Energieaufnahme bis zur Fraktur	E_{fr}	J	8,3	39,9

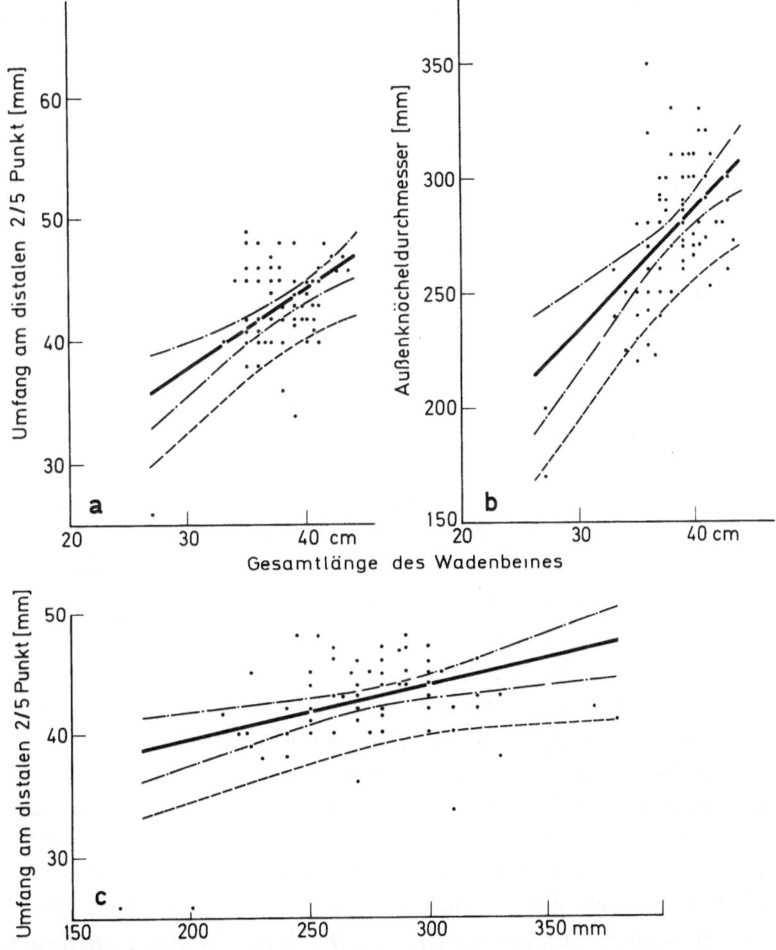

Abb. 69 a-c. Regressionsgerade mit Vertrauensgrenzen und unterer Toleranzgrenze für 80% der Grundgesamtheit **a** des Frakturmomentes in Abhängigkeit von der Gesamtlänge des Wadenbeines, **b** des Außenknöcheldurchmessers in Abhängigkeit von der Gesamtlänge des Wadenbeines, **c** des Umfangs am distalen Zweifünftelpunkt in Abhängigkeit vom Außenknöcheldurchmesser

male (Korrelationsgrad 0,50–0,30), wobei die Beziehungen der Gesamtlänge des Wadenbeines zum Umfang am distalen Zweifünftelpunkt und zum Außenknöcheldurchmesser sowie des Außenknöcheldurchmessers zum Umfang am distalen Zweifünftelpunkt in Abb. 69 a-c dargestellt sind. Daraus ergibt sich, daß auch in den Schlagversuchen kein anatomisch hochsignifikantes Merkmal zur Bruchbelastbarkeit gefunden werden konnte.

9.4 Diskussion der Versuchsergebnisse

Die „Strebefestigkeit" des Wadenbeines wurde von Messerer (1880) an insgesamt 15 Fällen mit durchschnittlich 54,3 kg angegeben. Das waren 5,8% des ermittelten Schienbeinwertes. Biegeversuche in Schaftmitte bei exakt angegebener Stützweite erbrachten bei einer Biegerichtung von ventral nach dorsal 42,3 kg und in der Richtung von lateral nach medial 36,5 kg Belastbarkeit bis zum Bruch, wobei die durchschnittliche Biegung in der ersten Serie 13,4 mm, in der zweiten Versuchsreihe 24,5 mm betrug.

Aus den Protokollangaben dieser Versuche konnte das durchschnittliche Bruchbiegemoment (M_{fr}) für die Belastung in der sagittalen Ebene in Schaftmitte mit 2.404 Ncm und in seiner frontalen Ebene mit 2.347 Ncm errechnet werden. Das durchschnittliche Knochenalter war beträchtlich über dem eigenen Versuchskontingent. Über die Vorbereitung der Knochen, ihre Lagerung, Konservierung oder ähnliches wurde nicht weiter berichtet.

Strebefestigkeitsangaben sind nicht als Belastbarkeitskenngrößen des Knochens im Unterschenkelverband zu verstehen, da die untersuchte Knickbarkeit unter anderem von der Form, der Länge und der Aufstandfläche abhängig ist, hier besonders am Wadenbein durch seine Weichteilverspannung, ähnlich der eines Segelmastes, in natura völlig verschiedene Belastungswerte zu erwarten wären und somit nicht der Vergleichswert von 5,8% zur Schienbeinbelastung im vorliegenden isolierten Modellversuch auf das „Modell-Bein" übertragen werden kann.

Die Angaben von Triepel (1902) (Abschnitt 3.3) können nicht weiter in Momente umgerechnet werden, da die Stützweiten nicht bekannt sind.

Über die Belastbarkeitsverhältnisse im Zehntel- und Hundertstelsekundenbereich auf Biegung oder Rotation liegen keine Literaturangaben vor.

Die ermittelten durchschnittlichen *Frakturmomente im Hundertstelsekundenbelastungsbereich* (Schlagversuch) *liegen 26,9% unter den Frakturmomenten des Biegeversuchs.* Dies steht im Gegensatz zu den Ergebnissen aus der Schienbeinbelastung, die eine 20%ig höhere Belastbarkeit des Schienbeines bei kurzen Kraftstößen im Hundertstelsekundenbereich erbrachte (S. 71) und ist somit ein sehr spezifisches Bruchverhalten des Wadenbeines. Auch Stahl nimmt bei hoher Beanspruchungsgeschwindigkeit ein *quasisprödes Bruchverhalten* mit einer Verringerung des Bruchmomentes an. Die Deformationsfähigkeit bleibt hier hinter der Belastung zurück, so daß ein volles Ausfließen in einem zu kurzen Belastungsintervall nicht möglich wird. Es kann so auch weniger Energie bis zum Bruch absorbiert werden. Das *Spaltbruchverhalten beim Schuhrandquerbruch* wäre die typische korrespondierende Bruchform, wie sie aus der technischen Bruchmechanik heraus erwartet werden könnte (Heckel 1970).

Bis zum Bruch des Knochens (F_{fr}) sind durchschnittlich 595 N ($\pm$ 26%) aufzuwenden, während zum Erreichen der Elastizitätsgrenze (F_{el}) nur 311 N ($\pm$ 26%) nötig sind. Dabei beträgt die durchschnittliche Ausbiegung bis zur Elastizitätsgrenze (f_{el}) 15,6 mm (± 30%), zum Bruch (f_{fr}) jedoch 42,2 mm (± 23,1%).

Diese Werte beim quasistatischen Versuch zeigen, daß auch am Lebenden eine mögliche Durchbiegung von 1—2 cm in Schuhrandhöhe bereits bei einer relativ geringen Gewalteinwirkung in einer individuell sehr großen Streubreite von 170—485 N die Verletzungsgrenze des Wadenbeines erreichen und überschreiten kann, daß bei einer mittleren Belastung von 595 N (± 26%) (Streubreite 390—1.044 N) der Bruch eintritt. Diese Werte wurden im Experiment mit einem walzenförmigen Stempel von 25 mm Radius am Knochen erzeugt, also nicht durch ein scharfkantiges Gebilde, so daß hier eine nicht näher definierbare beinahe flächenförmige Gewalteinwirkung stattfand und dadurch ein gewisser Weichteilgewebeschutz mitsimuliert wurde. Unter einer scharfkantigeren Belastungsart sind niedrigere Werte zur Bruchauslösung möglich. Auch eine in vivo bestehende zusätzliche, nicht näher bekannte *Vorspannung des Knochens im System* kann einerseits zu *vermehrt sprödem Bruchverhalten* und andererseits zu beträchtlich herabgesetzten Bruchmomenten führen.

Durch *mehrfaches Überschreiten der Elastizitätsgrenze* des Knochens kommt es zur *Herabsetzung des Frakturmoments,* da die Knochenstruktur dadurch zunehmend geschädigt wird. Dies ist insbesondere beim Skilauf möglich, als sowohl gesetzte Steuerkräfte wie auch kurze Schläge von der Piste in Schuhrandhöhe zu einer „Materialermüdung" des Wadenbeinschaftes führen können und das Intervall zwischen der Schadenssetzung und knöcherner Regeneration nicht ausreicht. Gerade beim Wadenbein ist dieses knochenspezifische Verhalten durch die relativ niedrige Elastizitätsgrenze bei einem großen elastischen Verformungsbereich für die leichte Verletzbarkeit in Schuhrandhöhe eine weitere Erklärung.

In der Genese des isolierten Wadenbeinschuhrandbruches (Fibula crack) scheinen so die direkte traumatische Auslösung und die Charakteristiken eines Ermüdungsbruches ineinander überzugehen. Es liegen bislang keine Untersuchungen wiederholter Belastung des Wadenbeines in seinem elastischen oder plastischen Verformungsbereich vor.

Ahrer E (1962) Bericht über Skiverletzungen der Kinder aus den Jahren 1958—1960. S.I.T.E.M.S.H. Kongressbericht 5. Kongress Obergurgl, Tirol. Wagner'sche Univ.-Buchdruckerei Buchroithner & Co, Innsbruck

Ahrer E, Bauer M (1969) Entstehung und Behandlung der tiefen Querbrüche des Unterschenkels. Monatsschr Unfallheilkd 72:259

Allaria A (1974) Nature et fréquences des accidents de ski de 1955 à 1974. XIième Congrès de la société internationale de traumatologie du ski et de médecine des sports d'hiver. Val d'Isère, Rapports et communications Pierre Truchet, Chambery

Anderson LD (1971) Fractures. In: Crenshaw AH (ed) Campbell's operative orthopaedics. 5th edn. Mosby, Saint Louis

Arnold WD (1959) Congenital absence of the fibula. Clin Orthop 14:20

Asal W (1936) Überlastungsschäden am Knochensystem bei Soldaten. Arch klin Chir 186:511

Asang E (1961) Der typische Schiunfall im Wandel der Abfahrtstechnik. MMW 49:243

Asang E (1962) Typische Schiunfallverletzungen. Entwicklung in den Jahren 1950/51—1960/61. Chir Praxis 6:521

Asang E (1972) Verletzungsschutz beim Skisport. Sportarzt u. Sportmed 8:209

Asang E (1961) Die Bedeutung der biomechanischen und biodynamischen Eigenschaften des menschlichen Beins in der Sporttraumatologie des alpinen Skilaufs. Langenbecks Arch Chir 332:870

Asang E (1975) Biomechanik des Beins in der Skitraumatologie. Monatsschr Unfallheilkd 78:58

Asang E, Grimm C, Krexa H (1975) Telemetrische Elektromyographie und Elektrodynamographie beim alpinen Skilauf. EEG/EMG 6:1

Asang E, Schmid H (1966) Typische Skisportverletzungen und Sicherheitsbindung. MMW 108:2064

Asang E, Wittmann G, Höpp H, Watzinger P (1973) Experimentelle und praktische Biochemie des menschlichen Beins. Med Welt 24:576

Bär HW (1973) Verletzungen beim Skisport. Sportarzt u. Sportmed 3:63,86

Bandi W (1974) Die distalen, intraarticulären Schienbeinbrüche des Skifahrers. Akt Traumat 4:1

Barnett CH, Napier JR (1952) The axis of rotation at the ankle joint in man. Its influence upon the form of the talus and the mobility of the fibula. J Anat 86:1

Bauer R (1978) Die operative Behandlung der Skoliose. Huber, Bern Stuttgart Wien

Baumgartner W (1960) Die Sicherheit der Schiabfahrt. MMW 45:2220

Beninghoff A (1927) Über die Anpassung der Knochenkompakta an geänderte Beanspruchung. Anat Anz 63:289

Bernbeck R (1958) Eine typische Frakturform durch die moderne Skitechnik. MMW 100:547

Bernbeck R (1960) Die supramalleoläre Unterschenkelfraktur durch den Skistiefel als Hypomochlion. Arch Orthop Unfallchir 51:483

Bézes H, Julliard R (1976) Les accidents du ski. A propos d'une statistique de 5200 observations. Ann Chir 30:583

Bianchi-Maiocchi A (1956) Fratture della gamba da sci. Minerva Orthop 7:83

Bianchi-Maiocchi A (1962) Lesioni atipiche di sci. Société internationale de traumatologie du ski et de médecine des sports d'hiver. Kongressbericht 5. Kongress Obergurgl, Tirol. Wagner'sche Univ.-Buchdruckerei Buchroithner & Co, Innsbruck

Biedermann H (1972) Fibula-Schuhrandbruch. X. Kongress der Internat. Ges. f. Ski-Traumatologie u. Wintersportmedizin Obergurgl, Tirol. Werk-Verlag Dr. Edmund Banaschewski, München

Blauth W, Törne O von (1978) Die Fibula-pro-Tibia-Fusion (Hahn-Brandes-Plastik) in der Behandlung von Knochendefekten der Tibia. Z Orthop 116:20
Blechschmidt E (1961) Die vorgeburtlichen Entwicklungsstadien des Menschen. Karger, Basel
Boder HCh (1957) Schisport und Frakturen der unteren Extremitäten. MMW 99:1637
Böhler L (1957) Die Technik der Knochenbruchbehandlung, Bd II/2, 12. u. 13. Aufl. Maudrich, Wien Bonn Bern
Bohne WHO, Root L (1977) Hypoplasia of the fibula. Clin Orthop 125:107
Bosworth D, Liebler WA, Nastasi AA, Hamada K (1966) Resection of the tibial shaft of osteomyelitis in children. J Bone Joint Surg 48-A:1328
Brandes M (1913) Die Heilung größerer Tibiadefekte durch Transplantation. Z Orthop 33:630
Brandt G (1937) Verzögerte Knochenbruchheilung und Pseudarthrosenbildung. Thieme, Leipzig
Brandt G (1959) Eingriffe an den Extremitäten. In: Breitner B (Hrsg) Chir Operationslehre IV/2. Urban & Schwarzenberg, Wien Innsbruck, S 501
Breitner B (1953) Sportschäden und Sportverletzungen, 2. Aufl. Enke, Stuttgart, S 501
Brown PW, Urban JG (1969) Early weight-bearing treatment of open fractures of the tibia. J Bone Joint Surg 51-A:59
Bucher H (1965) On the influence of safety bindings on ski injuries. Schweiz Z Sportmed 13:121
Bütschli O (1921) Vorlesungen über vergleichende Anatomie, Bd I. Springer, Berlin
Büttner A, Eisholdt KG (1950) Die angeborenen Verbiegungen und Pseudarthrosen des Unterschenkels. Ergeb Chir Orthop 36:165
Burchardt H, Glowczewskie F, Enneking WF (1977) Allogenetic segmental fibular transplants in azathioprine-immunosuppressed dogs. J Bone Joint Surg 59-A:881
Burri C (1974) Autologe Spongiosaplastik. In: Plaue R (Hrsg) Die Behandlung der sekundär-chronischen Osteomyelitis. Bücherei des Orthopäden, Bd 13. Enke, Stuttgart, S 122
Burri C (1974) Posttraumatische Osteitis. Huber, Bern Stuttgart Wien
Burri C, Rüter A (1975) Bandverletzungen am Knie. Hefte Unfallheilkd 125. Springer, Berlin Heidelberg New York
Burrows JH (1948) Fatigue fractures of the fibula. J Bone Joint Surg 30-B:266
Campell R (1962) Abhängigkeit der Frakturform von Alter, Fahrtechnik und Ausrüstung des Skifahrers. S.I.T.E.M.S.H. Kongressbericht 5. Kongress Obergurgl, Tirol. Wagner' sche Univ.-Buchdruckerei Buchroithner & Co, Innsbruck
Chaves D (1980) Treatment of solitary cysts of the humerus. Int Orthop (Sicot) 3:253
Clayton ML (1962) Ski injuries. Clin Orthop 23:52
Close JR (1956) Some applications of the functional anatomy of the ankle joint. J Bone Joint Surg 38-A:761
Codivilla A (1910) Über die Behandlung der Pseudarthrosen und der ausgedehnten diaphysären Continuitätsdurchtrennung. Langenbecks Arch Chir 92:452
Côté JP, Saint-Cyr Y, L'Heureux G (1977) Le ski de randonnée, un sport sans danger? Union Med Can 106:1360
Coventry MB, Johnson EM Jr (1952) Congenital absence of the fibula. J Bone Joint Surg 34-A:941
Crenshaw AH (ed) (1971) Campbell's operative orthopaedics, 5th edn. Mosby, Saint-Louis
Dawson WJ, Mead NC, Sweeney HJ, Schafer MP (1978) Onlay fibular bone grafting in treatment of tibial fracture non-union. Clin Orthop 130:247
De Palma AF (1970) The management of fractures and dislocations, vol II. Saunders, Philadelphia London Toronto
Deschwanden J von, Deschwanden P von, Zürcher W (1969) Unbekannte sowie atypische Frakturen des Talus beim Skifahren. Helv Chir Acta 41:625
Deutsche Normen (1977) DIN 7800 Teil 1 u. Teil 2. Beuth, Berlin Köln
Devas M (1975) Stress fractures. Churchill Livingstone, Edinburgh London New York

Devas MB, Sweetman DR (1956) Stress fractures of the fibula. A review of 50 cases in athletes. J Bone Joint Surg 38-B:818

Dooley BJ, Menelaus, MB, Paterson DC (1974) Congenital pseudarthrosis and bowing of the fibula. J Bone Joint Surg 56-B:739

Ellenberger W, Baum H (1926) Handbuch der vergleichenden Anatomie der Haustiere. 16. Aufl. Springer, Berlin

Ellison AE (1973) Skiing injuries. JAMA 223:1917

Ender J (1954) Erfahrungen mit dem Anlagespan bei der Behandlung von Pseudarthrosen und von Brüchen mit verzögerter Heilung. Chirurg 25:409

Engelbrecht R (1970) Experimentelle Untersuchungen zur Torsionsfestigkeit des menschlichen Schienbeins. Inaug Diss Techn Univ München

Engelke B, Henssges J (1970) Die fibula-ulnare Hypoplasie mit kugelförmigem Knochengelenk, Strahlendefekten und Synostosen. Z Orthop 107:502

Enneking WF, Burchardt H, Puhl JJ, Piotrowski G (1975) Physical and biological aspects of repair in dog cortical-bone transplants. J Bone Joint Surg 57-A:237

Eriksson E (1976) Ski injuries in Sweden: A one-year-survey. Orthop Chir North Am 7:3

Erskine LA (1974) Recent changes in the pattern of skiing injuries. J Trauma 14:92

Eustacchio E, Gelehrter G (1974) Experimentelle Untersuchungen über Zusammenhänge zwischen Schischuh und Verletzung. In: Österr Kurat für Sicherheit von Berggefahren (Hrsg) Für die Sicherheit im Bergland, Jahrbuch 1974. Wien, S 71

Evans FG, Bang S (1966) Physical and histological differences between human fibular and femoral compact bone. In: Evans FG (ed). Studies on the anatomy and function of bone and joint. Springer, Berlin Heidelberg New York, p 142

Evans FG, Lebow, M (1952) The strength of human compact bone as reveales by engineering technics. Am J Surg 83:326

Fernandez-Palazzi F (1969) Fibular resection in delayed union of tibial fractures. Acta Orthop Scand 40:105

Fick R (1911) Mechanik des oberen Sprunggelenkes. In: Fistler (Hrsg) Handbuch der Anatomie und Mechanik der Gelenke, III. Teil. Fischer, Jena, S 596

Figueras J (1970) L'influence de la chaussure de ski et la fixation-securité dans les fractures du pilon tibial. In: Heinkelein J, Lechner F (Hrsg) 9. Internationaler Kongress für Ski-Traumatologie und Wintersportmedizin in Garmisch-Partenkirchen

Fitch N (1975) Congenital absence of fibula. J Pediatr 87:839

Frank E (1960) Über den neuen typischen Unterschenkelbruch beim Skilauf. Chir Praxis 4:447

Frankel V (1974) Biomechanics of ski boots. In: Erikson E (ed) First International Conference on Ski Trauma and Skiing Safety. Riksgränsen, Sweden

Freund E (1936) Congenital defects of femur, fibula and tibia. Arch Surg 33:349

Gelehrter G (1966) Verletzungen beim Wintersport. Enke, Stuttgart

Gelehrter G, Eustacchio E (1974) Grundsätzliches zum Aufbau des Schischuhes aus der Sicht der Verletzungsvorbeugung. Acta Traumat 4:305

Gelehrter G, Zotter K (1978) Zur Epidemiologie des alpinen Skiunfalles in Österreich. Hefte Unfallheilkd 130:35

Geslien GE, Thrall JH, Espinosa JL, Older RA (1976) Early detection of stress fractures using 99 m Tc-polyphosphate. Radiology 121:683

Gotzen L, Haas N, Hütter J, Köller W (1978) Die Bedeutung der Fibula für die Stabilität der Plattenosteosynthese an der Tibia. Unfallheilkd 81:409

Grant JR (1976) The treatment of slipped upper femoral epiphysis by fibular grafting. Chir Orthop 114:270

Grobelski M (1965) Die angeborene tibio-fibulare Synostose am distalen Ende des Unterschenkels. Arch Orthop Unfallchir 57:190

Gruenagel HH, Adloff D (1963) Skiverletzungen der unteren Extremität im Hinblick auf Sicherheitsbindung und Schuhwerk. Dtsch med Wochenschr 88:711

Grunewald J (1916) Die Beziehungen zwischen der Form und der Funktion der Tibia und Fibula des Menschen und einiger Menschenaffen. Z Orthop 35:675

Gutman J, Weisbuch J (1974) Ski injuries in 1972–1973. A repeat analysis of a major health problem. JAMA 230:1423

Guttenberger R (1975) Drehbelastbarkeit des menschlichen Schienbeins im fortgeschrittenen Lebensalter. Inaug Diss Techn Univ München

Haase W (1937) Schubebenen und Zerrüttungszonen beim Knochenbruch. Arch Orthop Unfallchir 37:592

Haase W, Richter G (1936) Knochenbrüche, beurteilt nach den Grundsätzen und Erkenntnissen der technischen Mechanik. Arch Orthop Unfallchir 36:541

Hahn E (1884) Eine Methode, Pseudarthrosen der Tibia mit großem Knochendefekt zur Heilung zu bringen. Zentralbl Chir 21:337

Hamilton AS, Finkelstein HE (1944) March fracture. Report of a case involving both fibulae. J Bone Joint Surg 26:146

Hanson LW, Eppright RH (1966) Posterior bone grafting of the tibia for non-union. A review of twenty-four cases. J Bone Joint Surg 48-A:27

Haudeck M (1898) Über congenitalen Defekt der Fibula und dessen Verhalten zur sog. intrauterinen Fraktur der Tibia. Z Orthop 4:326

Hauser W (1977) Torsionsfrakturen der menschlichen Tibia im dynamischen Zeitbereich. Inaug Diss Techn Univ München

Heckel K (1970) Einführung in die technische Anwendung der Bruchmechanik. Hauser, München

Henkel K (1965) Statistik einer Sicherheitsbindung. Sportarzt 4:135

Henkemeyer H, Püschel R, Burri C (1975) Experimentelle Untersuchungen zur Biomechanik der Syndesmose. Chir Forum 75, Langenbecks Arch [Suppl] 75:369

Höflin F, Kempi V, Van der Linden W, Rinquist J (1976) Effect of flow material ski boots on foot circulation. Orthop Clin North Am 7:151

Höpp H (1976) Experimentelle Untersuchung kombinierter Dreh- und Biegebelastungen der Tibia. Inaug Diss Techn Univ München

Holzinger J (1971) Fortschritte in der praktischen Prophylaxe typischer Skiverletzungen. Inaug Diss Techn Univ München

Hootnick D, Boyd NA, Fixsen JA, Lloyd-Roberts GC (1977) The natural history and management of congenital short tibia with dysplasia or absence of the fibula. J Bone Joint Surg 59-B:267

Hopfengärtner (1907) Zur Entstehung von Wadenbeinbrüchen. Dtsch Milit Z 36:100

Huntington TW (1905) Case of bone transference. Use of a segment of fibula to supply a defect in the tibia. Am Surg 41:249

Hutchings J (1969) A five-year survey of skiing fractures from Falls Creek. Victoria Med J Aust 2:174

IAS: IAS-Richtlinie Nr. 100 (1974) Skisicherheitsbindung für Erwachsene, Anforderungen und Prüfung. IAS-Richtlinie Nr. 101: Skisicherheitsbindungen für Kinder und Jugendliche, Anforderungen und Prüfung. TÜV-Bayern, München

Ingersoll CF (1943) Ice skater's fracture. A form of fatigue fracture. AJR 50:469

McIntyre JM (1963) Ski injuries. Can Med Assoc J 88:602

Jelinek R, Sellner F (1976) Zur Prophylaxe der Skiverletzungen. Acta Traumat 6:417

Jørgensen TE (1974) The influence of the intact fibula on the compression of a tibial fracture or pseudarthrosis. Acta Orthop Scand 45:119

Johnson RJ, Pope MH, Holmes EM (1974) Boot top fractures of the fibula. Clin Orthop 101:198

Johnson RJ, Pope MH, Ettlinger C (1975) Ski injuries and equipment function. J Sports Med Phys Fitness 2:299

Jones KG (1965) Treatment of infected non-union of the tibia through the posterolateral approach. Clin Orthop 43:103

Jones D, Barnes J, Lloyd-Roberts GC (1978) Congenital aplasia and dysplasia of the tibia with intact fibula. J Bone Joint Surg 60-B:31

Karpf M, Friedrich H (1976) Skischuhrandbruch: Spannungsoptische Untersuchungen. Fortschr Med 94:103

Knapp U, Weller S (1976) Die Marknagelung bei verzögerter Knochenbruchheilung und Pseudarthrosen im Schaftbereich von Femur und Tibia. Unfallheilkunde 79:257

Knoflach JG (1933) Verletzungen beim Skisport und ihre Ursachen. Dtsch Z Chir 241: 246

Kölbel R. Lange S (1973) Ermüdungsbrüche beider Wadenbeine im distalen Drittel. Mitteilung eines Falles. Monatsschr Unfallheilkd 76:79

Korisek G (1977) Zur supramalleolären Schienbein- und Unterschenkelfraktur bei Kindern und Jugendlichen. Unfallheilkunde 80:369

Krüger W (1858) Der Bewegungsapparat, Handbuch der Zoologie. Hrsg Krumbach T, Band VIII, 14. Lief., Walter de Gruyter & Co, Berlin 1958, S 104

Kühne D, Lenz W, Petersen D (1967) Defekt von Femur und Fibula mit Amelie, Peromelie oder ulnaren Strahlendefekten der Arme. Ein Syndrom. Hum Genet 3:244

Küntscher G (1935) Die Bedeutung der Darstellung des Kraftflusses im Knochen für die Chirurgie. Arch Klin Chir 182:489

Küntscher G (1955) Die Sperr-Pseudarthrose. Z Exp Chir 80:337

Kuhlicke V (1976) Elastizität und Bruchfestigkeit der menschlichen Tibia bei dynamischen Biegebelastungen. Inaug Diss Techn Univ München

Lambert KL (1971) The weight-bearing function of the fibula. A strain gauge study. J Bone Joint Surg 53-A:507

Lamy M, Maroteaux P (1961) Les chondrodystrophies génotypiques. Expansion Sci Fr

Lange J (1976) Verhalten der Tibia von Kindern und Jugendlichen unter Drehbelastung. Inaug Diss Techn Univ München

Lanz T, Wachsmuth W (1972) Praktische Anatomie: Bein und Statik, Bd I/4, 3. Aufl. Springer, Berlin Heidelberg New York

McLaughlin HL, Gaston SR, Neer CS, Graig FS (1949) Open reduction and internal fixation of fractures of the long bones. J Bone Joint Surg 31-A:94

Laurin CA, Favreau JC, Labelle P (1964) Bilateral absence of the radius and tibia with bilateral reduplication of the ulna and fibula. J Bone Joint Surg 46-A:137

Leach RE (1975) Fractures of the tibia. In: Rockwood A, Green DP (eds) Fractures, vol 2. Lippincott, Philadelphia Toronto, p 1286

Lechner F (1974) Verletzungen beim Langlauf. XIième Congrès de la société internationale de traumatologie du ski et de médecine des sports d'hiver. Val d'Isère, Rapports et communications Pierre Truchet, Chambery

Lechner F, Prims P (1975) Skiverletzungen im Wachstumsalter. Fortschr Med 93:3107

Leitz GA (1970) Ursachen des Bruchverhaltens langer Röhrenknochen. Bücherei des Orthopäden, Bd 6. Enke, Stuttgart

Léri A, Weill J (1929) Une affection congénitale et symmétrique du développement osseux: la dyschondrostéose. Bull Soc Med Hôp 53:1491

Lick RF (1978) Primärversorgung von Unfallverletzten. American College of Surgeons. Committee on Trauma. Schattauer, Stuttgart New York

Lindemann K (1961) Die angeborenen Deformitäten des Unterschenkels. Handbuch der Orthopädie IV/2. Thieme, Stuttgart

Van der Linden W (1970) The skiers' boot top fracture. Acta Orthop Scand 40:797

Van der Linden W (1972) Die Schuhrandfrakturen der Skifahrer. Z Orthop 110:531

Lottes JO (1965) Treatment of delayed or non-union fractures of the tibia by medullary nail. Clin Orthop 43:111

Lowry RB (1972) Congenital absence of the fibula and cranio-synostosis. J Med Genet 9:227

Lugger LJ (1977) Ski boot top fibula cracks. A common new ski injury. Second International Conference on Ski Trauma and Skiing Safety. Sierra Nevada, Granada

Lugger LJ, Hölzl H, Margreiter R (1974) Vergleichende Untersuchungen über Art und Häufigkeit der Schiverletzungen an der Innsbrucker Klinik 1949/50−1972/73. XIième Congrès de la société internationale de traumatologie du ski et de médecine des sports d'hiver. Val d'Isère, Rapports et communications Pierre Truchet, Chambery

Lugger LJ, Margreiter R, Baumgartner W (1972) Wandel der Skiverletzungen beim Kind. Aus der Sicht verbesserter Ausrüstung. Verletzungen beim Skisport − Verhütung von Lawinenunfällen − Rettung Verschütteter. X. Kongress der Internat. Gesellschaft für Ski-Traumatologie und Wintersportmedizin Obergurgl, Tirol. Werk-Verlag Dr. E. Banaschewski, München

Lugger LJ, Margreiter R, Glötzer W (1976) Der Wadenbeinschaftbruch – Eine neue typische Skiverletzung. Klinische Tage 1976, Vortrag Chir Klinik Innsbruck
Lyons LW, Porter RE (1978) Cross-country-skiing. A benign sport? JAMA 239:334
Maass H (1913) Die kongenitale Vorderarmsynostose. Dtsch Med Wochenschr 39:704
Mack RW (1964) Bone – A natural two-phase material. J Bone Joint Surg 46-A:922
Manetta F, Zirano Gi (1977) L'innesto di perone associato a sintesi con compressione nelle pseudoartrosi di avambraccio. Chir Organi Mov 63:599
Marberger H (1953) Moderner Schilauf und Verletzung. Sportmed 4:381
Margreiter R, Lugger LJ (1973) Verletzungen von Skirennläufern. Ärztl Praxis 25:588
Margreiter R, Raas E, Lugger LJ (1976) The risk of injury in experienced alpine skiers. Orthop Clin North Am 7:51
Maroteaux P, Spranger J, Opitz JM (1971) The campomelic syndrome. Nouv Presse Méd 79:1157
Marshall LJ, Girgis FG, Zelko RR (1972) The biceps femoris tendon and its functional significance. J Bone Joint Surg 54-A:1444
McMaster JH, Scranton PE Jr (1975) Tibiofibular synostosis – a cause of ankle disability. Clin Orthop 111:172
Mathoul M (1974) Angewandte Biomechanik im Verletzungsschutz des alpinen Skilaufs. Inaug Diss Techn Univ München
Messerer O (1880) Über Elasticität und Festigkeit der menschlichen Knochen. Cotta, Stuttgart
Meyer A, Sixt H, Salomon J (1968) Zur Problematik des Skilaufs aus chirurgischer Sicht. MMW 110:410
Mock C (1936) Zehn Jahre Skiarzt über 1000 m. Thieme, Leipzig
Morris JM, Blickenstaff LD (1967) Fatigue fractures – a clinical study. Thomas, Springfield
Mote CD, Chung Wai Kwok (1977) Static and dynamic properties of an electronic ski binding. Inaug Diss Berkeley Univ California
Müller V (1971) Der typische Schuhrandbruch. Monatsschr Unfallheilkd 74:129
Newberg AH, Kalisher L (1978) An unusual stress fracture in a jogger. J Trauma 18:816
Nicoll EA (1964) Fractures of the tibialshaft. A survey of 705 cases. J Bone Joint Surg 46-B:343
Nitsche F (1931) Doppelmißbildung der unteren Extremität mit fibularem Zusammenhang. Z Orthop 55:601
O'Donoghue DH (1976) Treatment of injuries to athletes, 3rd edn. Saunders, Philadelphia London Toronto
Ogden JA (1974) Subluxation of the proximal tibio-fibular joint. Clin Orthop 101:192
Ogden JA (1974) The anatomy and function of the proximal tibio-fibular joint. Chir Orthop 101:186
Olzowy J, Olzowy M (1975) Skiverletzungen und ihre Vermeidung durch Ski-Sicherheitsbindungen. Fortschr Med 93:117
O'Rahilly R (1951) Morphological patterns in limb deficiencies and duplications. Am J Anat 89:135
Ott Ch, Matter P (1973) Erhebungen über Ski-Unfälle in der Region Davos-Klosters im Winter 1972/73. In: Gerber B, Matter A, Perren SM (Hrsg) Skifahren und Sicherheit. Forum Davos. Buchdruckerei Davos, Davos
Ott W (1974) Zur Prophylaxe von Skiverletzungen. Acta Traumat 4:7
Patrick J (1949) Intracapsular fractures of the femur treated with a combined Smith-Petersen nail and fibular graft. J Bone Joint Surg 31-A:67
Patscheider H (1963) Über Anprallverletzungen der unteren Gliedmaßen bei Straßenverkehrsunfällen. Z Gerichtl Med 54:336
Pauwels F (1950) Die Bedeutung der Muskelkräfte für die Regelung der Beanspruchung des Röhrenknochens während der Bewegung der Glieder. Z Anat 115:327
Pauwels F (1965) Gesammelte Abhandlungen zur funktionellen Anatomie des Bewegungsapparates. Springer, Berlin Heidelberg New York
Petitpierre M (1939) Die Wintersportverletzungen. Enke, Stuttgart
Philadelphy G (1971) Skisturzverletzungen. Banaschewski, München-Gräfelfing
Platzer W (1974) Funktionelle Anatomie der Wirbelsäule und Sport. Österr Ärztezeitung 5:1

Platzer W (1975) Funktionelle Anatomie der Wirbelsäule. In: Bauer R (Hrsg) Erkrankungen der Wirbelsäule. Thieme, Stuttgart, S 1

Platzer W (1979) Taschenatlas der Anatomie, 3. Aufl., Bd 1, Bewegungsapparat. Thieme, Stuttgart, S 194

Plaue R (1974) Die Behandlung der sekundär chronischen Osteomyelitis. Bücherei des Orthopäden, Bd 13. Enke, Stuttgart

Posch P (1971) Experimentelle Untersuchungen zur Biegebruchfestigkeit des menschlichen Schienbeins. Inaug Diss Techn Univ München

Prather JL, Nusynowitz ML, Snowdy HA, Hughes AD, McCartney WH, Bagg RJ (1977) Scintigraphic findings in stress fracture. J Bone Joint Surg 59-A:869

Preuschoft H (1971) Die mechanische Beanspruchung der Fibula bei Primaten. Gegenbaurs Morphol Jahrb 117:211

Pulkowski K (1972) Verletzungen in Münchner Skischulen. Experimentelle Untersuchung der Bruchkräfte bei verletzten Skifahrern an der Funktionseinheit Ski-Bindung-Schuh. Inaug Diss Techn Univ München

Pulkowski K (1973) I. Verletzungen in Münchner Skischulen. II. Experimentelle Untersuchung der Bruchkräfte bei verletzten Skifahrern an der Funktionseinheit Ski-Bindung-Schuh. Inaug Diss Techn Univ München

Rahm H (1924) Die tibio-fibulare Synostose. Z Orthop 43:64

Rehn J (1974) Unfallverletzungen bei Kindern: Prophylaxe Diagnostik Therapie Rehabilitation. Springer, Berlin Heidelberg New York

Rehn J (1965) Unfallschäden am Unterschenkel und Fuß. In: Bürkle de la Camp H, Schwaiger M (Hrsg) Handbuch der gesamten Unfallheilkunde III. Enke, Stuttgart, S 448

Rehn J, Schramm W (1966) Die Behandlung von Schienbeinfalschgelenkbildungen durch Synostosenbildung zwischen Schien- und Wadenbein. Monatsschr Unfallheilkd 69:530

Reinhardt K, Pfeiffer RA (1967) Ulno-fibulare Dysplasie, eine autosomal-dominant vererbte Mikromesomelie ähnlich dem Nievergelt-Syndrom. ROEFO 107:379

Rejmanowski T (1976) Fibular intramedullar — and — onlay bone graft for stabilization in delayed union and pseudosthosis of tibia with lateral displacement (in Polish). Chir Narzadow Ruchu Ortop Pol 41:15

Renné J, Weller S (1975) Die kindliche supramalleoläre Unterschenkelfraktur — der „Schuhrandbruch". Acta Traumat 5:147

Requa RK, Toney JT, Garrick JG (1977) Parameters of injury reporting in skiing. Med Sci Sports 9:185

Rössle R (1930) Versuche über die Schlagfestigkeit des menschlichen Oberschenkelknochens. Beitr Path Anat 83:261

Romanes GJ (1977) Cunningham's textbook of anatomy, 5th edn. Oxford University Press, London

Romer AS (1971) Vergleichende Anatomie der Wirbeltiere, 3. Aufl. Parey, Hamburg Berlin

Rosenfeld W (1957) Die Fibula als Sperrknochen. Zentralbl Chir 82:68

Roux W (1895) Gesammelte Abhandlungen über die Entwicklungsmechanik der Organismen. Leipzig

Rüedi Th (1973) Frakturen des Pilon Tibial: Ergebnisse nach 9 Jahren. Arch Orthop Trauma Surg 76:248

Rüedi Th, Matter P, Allgöwer M (1968) Die intraarticulären Frakturen des distalen Unterschenkelendes. Helv Chir Acta 35:556

Runzheimer J, Wilhelm K (1973) Die Bedeutung des Skischuhes beim Skiunfall. Sportarzt Sportmed 5:108

Sarmiento A (1970) Functional below-the knee breace for tibial fractures. J Bone Joint Surg 53-A:295

Scherm G (1975) Biomechanik des Beins: Untersuchung von Rotationsbewegungen im Dynamogramm und Elektromyogramm. Inaug Diss Techn Univ München

Schipek E (1976) Biodynamik des menschlichen Beins: Vergleichende elektromyographische und mechanische Untersuchungen zur Dreh- und Zugkraft. Inaug Diss Techn Univ München

Schmit-Neuerburg KP, Wilde ChD (1973) Defektüberbrückung an den langen Röhrenknochen. Experimentelle Untersuchungen zur Einheilung massiver Corticalistransplantate. Hefte Unfallheilkd 113. Springer, Berlin Heidelberg New York

Schönbauer HR (1960) Statistik der Skiverletzungen. Z Orthop 93:25

Schönenberg H, Förster HP (1976) Beidseitige Aplasie des proximalen Fibulaanteiles. Klin Paediatr 188:186

Schweiberer L, Klapp F, Chevalier H (1975) Platten- und Schraubenosteosynthese bei Frakturen und Pseudarthrosen des Ober- und Unterschenkels. Chirurg 46:155

Scranton PE Jr, McMaster JH, Kelly E (1976) Dynamic fibular function. Clin Orthop 118:76

Sedlin ED (1965) A rheologic model for cortical bone. Acta Orthop Scand [Suppl] 93: 503

Sharrad WJW (1971) Pediatric orthopaedics and fractures. Blackwell, London Oxford, p 54

Smith DW (1976) Recognizable patterns of human malformation. Genetic, embryologic and clinical aspects, 2nd edn. Saunders, Philadelphia London Toronto

Smith JW, Walmsley R (1959) Factors affecting the elasticity of bone. J Anat 93:503

Solomon L (1961) Bone growth in diaphysial aclasi. J Bone Joint Surg 43-B:700

Sorensen KH (1969) Treatment of delayed union and non-union of the tibia by fibular resection. Acta Orthop Scand 40:92

Spademan R (1968) Lower-extremity injuries as related to the use of ski safety bindings. JAMA 203:445

Stanković P, Kaessmann HJ (1971) Experimentelle Untersuchung über die Sperrwirkung der intakten Fibula unter Bedingungen der verzögerten Heilung einer Tibiafraktur. Monatsschr Unfallheilkd 74:272

Steinbrück K (1978) Sport Aktuell – Ski-Akrobatik. MMW 120:363

Tapper EM (1978) Ski injuries from 1939 to 1976: the Sun Valley experience. Am J Sports Med 6:114

Taylor GJ (1977) Free bone transfer. In: Daniel RK, Terzis JK (eds) Reconstructive microsurgery. Little Brown, Boston, p 275

Taylor GJ, Miller GDH, Ham FJ (1975) The free vascularized bone graft. Plast Reconstr Surg 55:533

Terbizan A (1966) Statistische Analyse der Skiverletzungen. Monatsschr Unfallheilkd 69:337

Törne O von (1977) Beitrag zu tibiofibularen Synostosen. Z Orthop 115:372

Triepel H (1902) Einführung in die physikalische Anatomie. Bergmann, Wiesbaden

Truchet P (1973) La prévention des accidents de ski. Nouv Presse Méd 44:2971

Truchet P, Cabaud M, Guillaud A, Melki F (1974) Lésions traumatiques par accident de ski de 1964 à 1974. XIIème Congrès de la société internationale de traumatologie du ski et de médecine des sports d'hiver. Val d'Isère, Rapports et communications Pierre Truchet, Chambery

Uehlinger E (1977) Fibulaschaftfraktur mit hyperplastischer Kallusbildung, röntgenologisch ein Osteosarkom vortäuschend. Arch Orthop Unfallchir 88:129

Ulmrich E (1976) Sichere Bindungseinstellung: Bedeutung für den Skifahrer; Erfahrungen mit Einstellaktionen und Schulungsseminaren. In: Gerber B, Matter P, Perren SM (Hrsg) Skifahren und Sicherheit. II. Forum Davos. Buchdruckerei Davos, Davos, S 52

Valic Z, Novoselac M (1970) Zur Biomechanik und Behandlung supramalleolärer Frakturen bei Kindern und Jugendlichen. Helv Chir Acta 37:216

Veihelmann D, Weller S, Becker V (1972) Skiunfälle und ihre Abhängigkeit von äußeren Faktoren. Acta Traumatol 2:57

Vidal J, Buscayret Ch, Fassio B, Connes H, Escare Ph, Dimeglio A (1975) Le péroné: cet oublié des fractures de jambe. Ann Chir 30:769

Vogel A (1972) Über die auf das Bein des Skifahrers einwirkenden Kräfte und andere physikalisch-technische Probleme im Hinblick auf die Prophylaxe typischer Skiverletzungen. Med Sport 12:27

Vogel A (1974) Skilauf und Skiausrüstung aus der Sicht des Physikers. Physik in unserer Zeit 1:2

Vogel A (1976) Funktionseinheit Ski-Schuh-Bindung. In: Gerber B, Matter P, Perren SM (Hrsg) Skifahren und Sicherheit. II. Forum Davos. Buchdruckerei Davos, Davos

Volkmann R (1873) Ein Fall von hereditär congenitaler Luxation beider Sprunggelenke. Dtsch Z Chir 2:538

Vormdal J, Van der Linden W (1971) „Boot-Top" Fracturen. Nord Med 85:217

Walcher K (1974) Behandlung infizierter Pseudarthrosen. In: Plaue P (Hrsg) Die Behandlung der sekundär chronischen Osteomyelitis, Bücherei des Orthopäden, Bd 13. Enke, Stuttgart, S 155

Walker U (1970) Typische Skisportverletzungen und Sicherheitsbindungen. Inaug Diss Techn Univ München

Warkany I (1971) Congenital malformations. Yearbook medical Publisher, Chicago

Warwick R, Williams PL (1973) Grays Anatomy, 35th edn. Longman, Harlow

Watari S, Toshikazu I, Adachi N, Murase M, Tsuge KL (1977) Vascular pedicle fibular transplantation as treatment for bone tumor. Clin Orthop 133:158

Watson-Jones (1976) Fractures and joint injuries. Churchill Livingstone, Edinburgh London New York

Watzinger JP (1978) Biegebelastungsverhalten der menschlichen Tibia. Inaug Diss Techn Univ München

Weber BG (1966) Die Verletzungen des oberen Sprunggelenkes, 1. Aufl. Huber, Bern Stuttgart

Weber BG (1967) Formen und Wandel der Überlastungsschäden. Arch Klin Chir 319:409

Weber BG, Čech O (1973) Pseudarthrosen. Pathophysiologie, Biomechanik, Therapie, Ergebnisse. Huber, Bern Stuttgart Wien

Wegmüller K (1973) Sicherheitsanforderungen an die Ski-Ausrüstung. In: Gerber B, Matter P, Perren SM (Hrsg) Skifahren und Sicherheit. II. Forum Davos. Buchdruckerei Davos, Davos

Weinert CR Jr, McMaster JH, Ferguson RJ (1973) Dynamic function of the human fibula. Am J Anat 138:145

Weinreich M (1979) Der Verkehrsunfall des Fußgängers. Hefte Unfallheilkd 135. Springer, Berlin Heidelberg New York

Weissman SL, Herold HZ, Engelberg M (1966) Fractures of the middle two thirt'ı of the tibial shaft. Results of treatment. J Bone Joint Surg 48-A:257

Weller S, Knapp W (1975) Die Marknagelung – Gute und relative Indikation Ergebnisse. Chirurg 46:152

Weller S, Valic Z (1968) Die supramalleoläre Tibiafraktur bei Kindern un . Jugendlichen. Monatsschr Unfallheilkd 71:201

Wertheim G (1847) Mémoire sur l'élasticité et la cohésion des princip .ux tissus du corps humain. Ann Chir Physiol 21:385

Werthemann A (1952) Die Entwicklungsstörungen der Extremit'.ten. In: Lubarsch O, Henke F, Rössle R, Vehlinger E (Hrsg) Hdb der speziellen pathologischen Anatomie und Histologie, Bd IX. Springer, Berlin Göttingen Heidelberg, S 102

Werwie M (1954) Beitrag zur Behandlung von Pseudarthrosen des Unterschenkels. Chirurg 25:405

Westin W, Sakai DN, Wood WL (1976) Congenital longitudinal deficiency of the fibula. J Bone Joint Surg 58-A:492

Westlin NE (1970) Extremitätenverletzungen in Bezug auf Bindung und Schischuh (in Schwedisch). Käkartid 67:1457

Westlin NE (1976) Injuries in long distance, cross country, and downhill skiing. Orthop Clin North Am 7:55

Willenegger H (1961) Die Behandlung der Luxationsfrakturen des oberen Sprunggelenkes nach biomechanischen Gesichtspunkten. Helv Chir Acta 28:225

Willenegger H (1975) Verplattung und Marknagelung bei Femur- und Tibiaschaftfrakturen: Pathophysiologische Grundlagen. Chirurg 46:145

Williams JGP, Sperryn PN (1976) Sports medicine, 2nd edn. Williams & Wilkins, Baltimore

98

Witt AN, Mittelmeier H (1961) Unterschenkel und Fuß. Traumatische Veränderungen. In: Hohmann G, Hackerbroch M, Lindemann K (Hrsg) Spezielle Orthopädie; Untere Extremität. Thieme, Stuttgart. Hdb. der Orthopädie, Bd IV/2, S 1137

Witt AN, Walcher K, Schulitz KP (1968) Pseudarthrosenbehandlung bei Kindern und Jugendlichen. Arch Orthop Unfallchir 63:308

Wittmann G (1969) Grundsätzliche Anforderungen an Skisicherheitsbindungen. Eurosport 5:750

Wittmann G (1973) Biomechanische Untersuchungen zum Verletzungsschutz im alpinen Skisport. Inaug Diss Techn Univ München

Wong K, Weiner DS (1978) Proximal tibio-fibular synostosis. Chir Orthop 135:45

Young LR, Oman ChM, Crane H, Emerton A, Heide R (1976) The etiology of ski injuries: an eight-year study of the skier and his equipment. Orthop Clin North Am 7:13

Zanaldi L (1967) Leichenbefunde und Rekonstruktion von Verkehrsunfällen. In: Ponsold A (Hrsg) Lehrbuch der gerichtlichen Medizin, 3. Aufl. Thieme, Stuttgart, S 195

Zimmermann B, Nikolic V (1969) Panzer-fractures and their treatment (in Czech). Lijec Vjesw 91:1157

Zuppinger H (1904) Warum bricht der lebende Knochen leichter als der tote? Z Anat 23:609

Sachverzeichnis

Hefte zur Unfallheilkunde

Beihefte zur Zeitschrift „Unfallheilkunde/Traumatology"

Herausgeber: J. Rehn, L. Schweiberer

130. Heft
12. Tagung der Österreichischen Gesellschaft für Unfallchirurgie
7. bis 9. Oktober 1976, Salzburg
Kongreßbericht im Auftrage des Vorstandes zusammengestellt von H. Kuderna
1978. 101 Abb., 75 Tab. XVIII, 426 Seiten
DM 110,–
ISBN 3-540-08598-X

131. Heft
Verletzungen des oberen Sprunggelenkes
9. Reisensburger Workshop zur klinischen Unfallchirurgie, 22. bis 24. September 1977
Herausgeber: C. Burri, A. Rüter
Unter Mitarbeit von zahlreichen Fachwissenschaftlern
1978. 171 Abb., 52 Tab. XIV, 262 Seiten. DM 58,–
ISBN 3-540-08599-8

132. Heft
41. Jahrestagung der Deutschen Gesellschaft für Unfallchirurgie e. V.
17. bis 19. November 1977, Berlin
Kongreßbericht im Auftrage des Vorstandes zusammengestellt von J. Probst
1978. 169 Abb., 160 Tab. XX, 508 Seiten DM 132,–
ISBN 3-540-08832-6

133. Heft
Arthrose und Instabilität am oberen Sprunggelenk
10. Reisensburger Workshop zu Ehren von M. E. Müller und J. Rehn, 9.–11. Februar 1978
Herausgeber: C. Burri, M. Jäger, A. Rüter
Unter Mitarbeit von zahlreichen Fachwissenschaftlern
1978. 143 Abb., 74 Tab. XVI, 204 Seiten DM 58,–
ISBN 3-540-08970-5

134. Heft
13. Tagung der Österreichischen Gesellschaft für Unfallchirurgie
7.–8. Oktober 1977, Salzburg
Kongreßbericht im Auftrage des Vorstandes zusammengestellt von J. Poigenfürst
1979. 119 Abb. XVIII, 281 Seiten
DM 98,–
ISBN 3-540-09180-7

135. Heft: M. Weinreich
Der Verkehrsunfall des Fußgängers
Ergebnisse einer Analyse von 2000 Unfällen.
1979. 38 Abb., 4 Tab. VII, 62 Seiten
DM 36,–
ISBN 3-540-09217-X

136. Heft: F. E. Müller
Die Infektion der Brandwunde
1979. 18 Abb., 12 Tab. IX, 57 Seiten
DM 32,–
ISBN 3-540-09354-0

137. Heft: H. Jahna, H. Wittich, H. Hartenstein
Der distale Stauchungsbruch der Tibia
Ergebnisse von 583 frischen Fällen
1979. 106 Abb., 46 Tab. VIII, 136 Seiten
DM 58,–
ISBN 3-540-09435-0

138. Heft: **42. Jahrestagung der Deutschen Gesellschaft für Unfallheilkunde e. V.** 23. bis 25. November 1978, Berlin
Kongreßbericht im Auftrage des Vorstandes zusammengestellt von J. Probst
1979. 143 Abb., 62 Tab. XXI, 397 Seiten
DM 98,–
ISBN 3-540-09494-6

139. Heft: U. Lanz
Ischämische Muskelnekrosen
1979. 34 Abb., 11 Tab. VII, 72 Seiten
DM 38,–
ISBN 3-540-09436-9

140. Heft: **Frakturen und Luxationen im Beckenbereich.** 12. Reisensburger Workshop zu Ehren von A. N. Witt 15.–17. Februar 1979
Herausgeber: C. Burri, A. Rüter
Mit Beiträgen zahlreicher Fachwissenschaftler
1979. 1 Porträt, 136 Abb., 87 Tab. XIII, 262 Seiten
DM 58,–
ISBN 3-540-09647-7

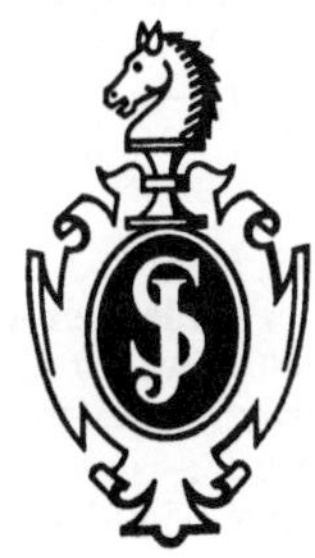

Springer-Verlag
Berlin
Heidelberg
New York

Hefte zur Unfallheilkunde

Beihefte zur Zeitschrift „Unfallheilkunde/Traumatology"
Herausgeber: J. Rehn, L. Schweiberer

141. Heft: **14. Tagung der Österreichischen Gesellschaft für Unfallchirurgie**
6. bis 7. Oktober 1978. Salzburg
Krongreßbericht im Auftrage des Vorstandes zusammengestellt von A. Titze
1980. 281 Abb., 74 Tab. XVII, 319 Seiten
DM 108,–
ISBN 3-540-09878-X

142. Heft: P. Hertel
Verletzung und Spannung von Kniebändern
Experimentelle Studie
1980. 61 Abb., 25 Tab. VII, 94 Seiten
DM 40,–
ISBN 3-540-09847-X

143. Heft: **Antibiotica-Prophylaxe in der Traumatologie**
Von D. Stolle, P. Naumann, K. Kremer, D. A. Loose
1980. 1 Abb., 7 Tab., IX, 55 Seiten
DM 23,–
ISBN 3-540-09851-8

144. Heft: J. Harms, E. Mäusle
Biokompatibilität von Implantaten in der Orthopädie
1980. 63 Abb., 12 Tab. IX, 119 Seiten
DM 54,–
ISBN 3-540-09852-6

145. Heft: G. Lob
Chronische posttraumatische Osteomyelitis
Tierexperimentelle und klinische Untersuchungen zu einer oralen antibakteriellen Vaccination
1980. 19 Abb., 23 Tab. IX, 108 Seiten
DM 48,–
ISBN 3-540-09946-8

146. Heft: J. Rehn, H. P. Harrfeldt
Behandlungsfehler und Haftpflichtschäden in der Unfallchirurgie
1980. V, 40 Seiten
DM 15,–
ISBN 3-540-09896-8

147. Heft: L.-J. Lugger
Der Wadenbeinschaft
1980. Etwa 70 Abb., 10 Tab.
Etwa 130 Seiten
DM 38,–
ISBN 3-540-10421-6

148. Heft
3. Deutsch-Österreichisch-Schweizerische Unfalltagung in Wien
3.–6. Oktober 1979
43. Jahrestagung der Deutschen Gesellschaft für Unfallheilkunde e. V.
15. Jahrestagung der Österreichischen Gesellschaft für Unfallchirurgie
65. Jahresversammlung der Schweizerischen Gesellschaft für Unfallmedizin und Berufskrankheiten
Kongreßbericht zusammengestellt von V. Vécsei, J. Probst, A. Richon
1980. Etwa 310 Abb., etwa 240 Tab.
Etwa 1076 Seiten
DM 136,–
ISBN 3-540-10156-X

149. Heft
Verletzungen der Wirbelsäule
13. Reisensburger Workshop zu Ehren von H. Willenegger
14.–16. Februar 1980
Herausgeber: C. Burri, A. Rüter
Unter Mitarbeit zahlreicher Fachwissenschaftler
1980. 1 Porträt, 168 Abb., 38 Tab. XIII, 270 Seiten
DM 64,–
ISBN 3-540-10202-7

150. Heft: E. Jonasch, E. Bertel
Verletzungen bei Kindern bis zum 14. Lebensjahr
Medizinisch-statistische Studie über
263 166 Verletzte
1981. Etwa 5 Abb., etwa 189 Tab. Etwa 180 Seiten
ISBN 3-540-10476-3
In Vorbereitung

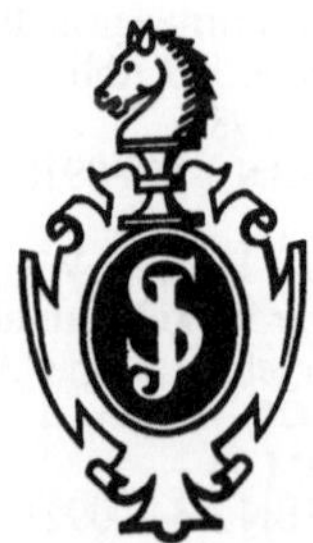

Springer-Verlag
Berlin
Heidelberg
New York